SUDOKU PUZZLES

#1

					9			
4	7				1		3	8
6				4			5	1
							2	
		6	3	2			1	
1							7	
8		1	6	7		2		5
		7	1	9	8	4		
9		3					8	7

#2

4	6		8					5
9		1	5			4		7
5				9	4			6
	3					8		
		8					6	3
6	9		3					
	5	6		8	1	3		
8			4	3		6	1	
	1	4			2			

#3

		9			5		4	
6	5	1						2
	8	2	1			7		
		7		1	9			
3			8		2		7	9
8	9			6	7			
	6		5		8	9		
	7	8	2				6	
1	4	5				2	8	

#4

1	9			4				
3		2						8
	8		9					
7			3			8	6	
	2	3		8		5		
					4			3
	1		7	9				2
	3							9
9	6	4		2			3	

#5

		9	2	6		1	5	
	4	5	7	1				
	2	1						
	1	3		7	2	8		5
					5	4		
7	5			9	4			6
		2		4	1	7	6	
1	6	4		8		5		
		7	9		6			1

#6

1	3							7
			2		4			
4			5			9	2	3
	1				2		4	8
				5			3	2
	2	7		4		1		9
	5		1			8		6
3				6		2		4
		1						

#7

	7					3	5	
		8						
1	3			6	9		4	
		6		1	2		9	
	5	7			3		8	
	8				6			
	6			8		9	2	
				9		6		
						5		3

#8

1			5					
		3	6		1		2	
			8			7		1
	1			8	7		9	
	6		1					
	3	2	9	6			5	
		7					6	2
2	5			3		9		
3			2				8	

#9

	7			6				
		1				8	2	9
2	4				1			
4	5					6		
	2	6		7			9	3
		8				2		
3	9		8		4			7
			6		2	1		
								2

#10

	2		1				8	9
8			2	6				3
	6		8	9	5	2		
	5	1						8
	3	6			4	5		
			6				3	2
4	1	2	9					
6			5	7	2	3		4
3		5	4			9	2	6

#11

9		2			6	4	3	
		1		7	2	6	5	8
6	5	8				9		
		6		9		1		5
5	1						4	6
	2	3		1			9	7
	3							
					7			3
	6	7	1	4	3		8	

#12

		8	3			5		
5	4			2		7		
			1	4		2	7	6
1	3		7					
4				9	2		3	
9	7					8		
2		6			9			4
		4		5	1		2	

#13

9	5		7	6	4		8	
							5	
	7		3				1	
5				4	2	8	7	6
1				9			2	3
2						1		
					5	2	4	
					7			8
	4				9		3	

#14

3	9						6	
	8	6	4	1	9			
						9		
1						2	9	
	6	3						
	7	9	8		4	1		3
		1	7					8
		4		2	8			
8				4	6		2	

#15

	6		2		7	3		9
		2	1					6
3				4			5	
	3	9			4	8	1	5
2	1	4		8				7
8					1			
4			3				7	
		3					9	2
					2	6		

#16

	3			4	1		7	
9	7							
6	1	5		7				
7								6
	5	2			6	4		8
	4		8		3	2		
	9			8				4
					2	9		
	2		4	6		7		

#17

		2	1			5		
7	3			5				
8					3			
	4							1
				4	5			7
	5	7	9				8	
9	7				2			3
	2		8	3		1		
				6	9	7		

#18

6	2							
	3	4		8				5
				4	2	1		6
					6		5	
8				9				7
	6		8					1
				5	7	4	6	
1	5					7	8	9
7	4	6		2				3

#19

5		7		1	6			
					3			
		1	8		9			
			2			4		
				4	8	1		6
	8	6			1			9
7			1			8		
9		5		8		6		2
		2		3				7

#20

	4		3	8			7	9
9					5	8		4
2		6	7		4			5
			5				6	
1	6		9					3
				6				
		8		5		3		
						5		2
	2				9		1	7

#21

	7			2		4		
			3					
1	2	3	5	8	4		6	
3							1	
			8			6	2	
9	8				1			
2	9					7		
6		1	2			5		3
				5	6		4	

#22

					1		7	
3	7	1		8				
			4		7	2		5
		9				1	5	2
			2			8		4
		5						
	6		3	1				
4	3				5			
				7			6	

#23

	1				8	4	5	
6								9
	5	8		3		2		
9			7			5	4	
		2		8	5		3	6
							7	
	2	1			6			
5	9			1				
	7		3				1	

#24

6		5			4		8	
		4		5	7		2	
3	9		1					4
		3						
							9	
1			2					6
5	2	6				1		9
	3	1	5				6	
		8	7		1			2

#25

	2						4	
			9	2	3	1		7
		9				3		8
9			5			2		
	3		1	6	9	4	8	
8		1		3	4	7	9	
2			6	9		5		
	9		3	5	7			
1						9		3

#26

	4	2	5	9			6	3
	6							7
7	8		2			1	5	
6			1	5	2	9		
		1	3	4	9		8	6
9	5	4	6			2	3	
	2	7	9					
		5	4		6	7	1	
		6	7	8	5	3		

#27

						1		
4	5		6	8				
	3			4			8	
7					2	3	5	8
1	8		9		6			
2		5			8			9
3			5		4	8		1
	7					9		6
9						5	4	

#28

	1					2		6
	3		7	6				5
		2	5	1				
		7			8			2
1	2						7	4
	4				7			9
	8							
6					3	4	8	
			8	9	5	6		

#29

		4				2		
	6	1	5			4		7
		5	7				3	1
6	4				3	1		
	3		4	1			7	
5		8			9			
		3	6					8
8			9					2
						7		4

#30

			3		6			
9		3		2	1			
	8							
	2			6	3		5	1
4			9			3	2	7
					4			
					2		7	8
3	7	2			5			
	6					9		

#31

			6					5
		6		7		9		
3	9							
			9			5		6
	6	2			5	3		9
		3	2					
	7	1	8	6			4	
8			4			6		1
				5	1	7		

#32

	7		1	6				
		8		5				3
	4		3				8	
	2	1			3	4	5	6
		4		7				
	5	3						1
5					9			
				8				2
	9		2	3		8	4	

#33

1	2			9	8	4		
4					7			8
	6		4			2		3
2			3			8	7	
9			7				1	
6					1			
				4		7	2	
			5			6		
			8	7		9		4

#34

				5				
6	3							8
			3		9		2	
		3	1	7		4	9	
		7	9	8				3
9	1		4					
3	7							
		2	5	6	3	1		
	9		2		7	3		

#35

		7						9
	8	2		7	4			
4		9			2			
5	1		4	9	3		6	
			7	8	1	3	9	
				5	6			
		6		4	7			1
8		1	3		9			7
	9			2			4	

#36

		5				2		6
	1	7		4				8
9		8		3				
	5		2	1		9		
		9		5		1		
3	4		8	9		6	5	
5			4			3	8	
	9						2	

#37

			4					
		1	3		6		5	9
		2				3		7
8	4		9			1		5
						8		
2			6		7			
7	2		5	1				3
			2	9	4	7		

#38

						8		
		4			8	5	2	
	6		9			3	1	4
1				6			4	
	2	5		4		1		
	8			2	1	6		
5	4				3			2
3				1		7	8	
						4		

#39

					1	8		
		1			7			2
2		5	4	6				
	3			4			8	
5		6	9					
			3				6	9
		9		3	6		4	7
1								3
7								

#40

		5			8	7	9	
9		8	5					
		7	1	4			8	
	3		7		6	9		
5	7				1			
							1	7
8		2	3		7	1	5	
6		4			2			
			8	1				

#41

		4				5		
1	5					9	2	
		2	1			4		
		8	5	2	4	7		
						2		6
	1		6		8	3	4	
7			3	4				
						1		4
8					2		7	

#42

		8	1	5			3	4
						8	1	
	5	1	2	8				
1	2			4			7	
		9	8				6	
8						3	5	
	1							
				1			8	3
4		6		9		1		

#43

9	5				2			1
	6	2		9		8	7	4
	4	8		3	6		9	
			4				8	2
						9	5	
					9	6		
		6		5			2	
			2			5		
			6	7	3			9

#44

6		5		1	7	2		
							5	7
4		1						
		4						8
			8	5			1	3
				4			9	
	4		6	2			7	
7			1	9		8		5
	3				8			

#45

1			2		7	5		9
9	7			8	5	4	2	
						1		
			9	6			1	
	6		8		2	3	9	
	9	2	7	1				
2		9	3		8			
4		3	5	2		9		
		7			1		3	5

#46

3			7		6		2	
7	6			5				
4			1	9	3	6		
8			9				6	
		9				7	4	3
							1	
			5		2	8	7	
		7	6	1				4
6					7	1		

#47

7		8						
5				1				3
		6			8			4
					9			5
9		7		4		8	2	
			3	8				6
		9	8		1		6	
				9		4		
		5	4					9

#48

6	5	1		3		2	7	4
9	3	4		1	7			
7	8	2	6	4	5	9	1	
5	4		7	6	1	3	2	
2	1	6	3	9	4	7		8
3	7	9	8	5		4	6	
	2	7		8			9	
1	9	3	5	2	6	8	4	
8	6	5	4	7	9		3	2

#49

	9	7	2		3		6	
	3	5		6			2	9
			5	8				1
		6		3				
						1	3	2
3	4			2	5			
								6
7				5	8			
		2	9	1	6			

#50

	7			5	3	8		
3	8	5		7			6	4
			2			3		
9		3			7	5	8	6
6	4		8		5	7	9	3
				3	6	1	4	
						9	5	1
						6		
5	1		3	9		4		

#51

	3		4		1	6		
				9			3	
6	4					1		5
			2		9	7		
2				3	5			9
		5		6	4	8		2
	2		8					
					7			
	1				2	3	7	

#52

7	3	5		6				
	8		5			3		9
	5	7			4			
4		8		5				2
3		2		1	6			
8		4		9				5
9				8				6
		6		2	1			

#53

6			1				3	
1	3			4			2	
4		2		3	6			
				5		2		9
		1		8				
5							4	
		5	8		4			6
					2	5	1	
9	4						7	

#54

				9			1	
9	5	6		2	8		4	7
1				5		2		9
8		4	6	7			5	
	9				5		2	4
						6		8
5			9	4	3	8	7	1
		9				4		5
4	8		5		1		3	2

#55

		6			8	5		3
8								
7			1					6
2				8				1
	4	8	2	5				
5	1	3		7		4		
	8		9		3	6		
	5			2				
3		1	4	6			9	

#56

	5	7		3				6
	1	3	4	6	8			7
8					7	9		
	4					3	6	
6							2	4
7				9			8	
		1			6		3	
		9						
3	7	4	8	1				

#57

								4
7	5	3				2		
	2		8		3		6	
6				8	5			3
1							4	
	8	7	9				2	
					8		7	
5	1	4						
		6	4	2	9		3	

#58

		4				3		2
	8		7			5		6
	9			6	5		4	
1								7
	4	6	1	5	2			
		8		7				4
			6	9			8	
		3				4	1	
	1		5		3			

#59

	8						5	
5				8	2	7		1
				5	3	9		
				2			6	
3				1		5	7	4
	5	7		4	6			
8			2	3	7			
9			5					
	3						8	

#60

9	7			8		6		4
			6					
			2	4		5		3
6								
	4	7				1	6	9
					6	2	4	5
	9							
					9	7		6
3	6	2			1	9	5	8

#61

			2			6	4	5
6	2						9	
		9		6			8	3
	5			1		4		
9				3				
			6		9	5		1
8	9	5		4			1	
1		6	9	8				
		3				9		

#62

	4	9		5	2			
		2		9		5	1	
	1		4		3			2
9	5				1		2	
2				8			4	5
8				2	7			1
4				7				
			2				6	
1								

#63

5					8	6	1	
7		9	2					
1						2		
		3		6		5	9	
	5	7						8
9	4				3	7		
	2	5	4					1
	7							
8			3		1		2	5

#64

	5	6	2		7			
			5				8	
2			1				5	
			8	7		9		
9		4						
3			4	9	6			
1		7				5		
				2			9	
		3	6		8		4	

#65

5					7		3	1
	1	9		3	8	5		
		7	1				2	8
						3		
		2				1	9	7
			6	8				
2	8							9
				7	3			
7			8	9				

#66

		6		7		4	9	1
7	9	5		4			2	
		1				6		
	1			3				4
5								
8						2		9
	2	7			9	1		6
				2			4	3
	4	9	5					2

#67

	8			4	5			1
	2		8			9	4	
	6	4	3		9		2	8
		5		8	2			7
				9	3	4		
2	7	9				8	6	3
1								
8					7			6
			4	6			8	

#68

3				9		7	6	1
7	1	5		8		3	9	2
2	9	6		1	7	4	8	5
9		7	5		8	6	1	3
	6	1		2	3	9	4	8
	8	3	9	6	1		2	7
1	3	2		7			5	
6	5	4	8	3		1	7	9
			1				3	

#69

5	3		1			7	4	
6		7		2	5		9	3
						6		
		5	3			8	7	
8	2							4
9		3			8	2	5	1
		4				5		
			6					
7				5	1			

#70

	2	1	4		6		3	8
	6	3	8	7		4	9	2
4			3		2			
	1	2	9		5	8	7	3
8		9		3			5	
		5	2	1		6	4	9
2				8			6	
3	9	8	7					5
1		6					8	

#71

		2		9			6	
5						8		
	7				5			
3		8					4	7
		7						9
1						2	5	
8	1		7			5		2
9	2			1			7	
		5		4			9	

#72

				3				
			2	4	8		5	
4	8						6	
8					2			
	7		9				2	5
2					4	7	9	3
6							1	
	2		3	9			8	4
		9		8				

#73

7		6	5	3				
8	3		6	4	1	5		
4			7					
	8		2		6			
6	5	7						
				5		3		7
						2	5	
				8	2		1	
		8		9				6

#74

						1	2	
8			1	4	9			7
7					5			
	7	3		2	4	9		
	5	9					6	4
		6	4	1		5	8	
4	8			6				
	1	7		9				

#75

	8							5
			9	7	6		4	
4								
6		3		4	7	2		9
		8			2			
		2	5		1	6		
2		4				7		
1		7		8			3	
					5			6

#76

					8	1		
	8	1					7	5
9	6		1	5				
5		7		1	3			2
8	1				9	4		
				7				
1					5	6		
	9	5	7			3	8	
			2				5	

#77

3							1	
2	4		1			3		
9		8		4	3			
							5	
		9		2	7	4		6
7	8		4	1			3	
		1						9
						8	7	
	3				9	6	4	

#78

		9			8			
5			9			8		
7			3					
	5				9		4	
				4			7	8
6	1							2
1		8	7		2			9
3		2			5	7	8	1
			8			2		

#79

6	1	2						9
			6					
4							3	2
				3		4		
	2	5	7					
7				1			6	3
8					9	7	4	
				8			9	
	3				1	8		5

#80

4					8			7
		2	5		6			
				1				
	3	8	2			5		
			8	5	1	6	9	
			3			7		
	9		1			8		
	2			7			3	6
	1		6			9	2	

#81

4	7		2					
8			9	7	6	1		2
9			4	5	8			
	8	7		2				
		2	7		1			
5	1					3		7
	5			8	7			4
1			6		2	5		
			5	9				1

#82

		3		1		2		
9		7	8		2		1	
5								9
				8				
2	9	4	3				6	
7					6	1		5
						9	3	4
		9	5		7			8
		2	4	6		7		

#83

7		6	1			5		
		1	2	6		3		7
		5			4	6	9	
			9			2	7	6
	8		5		2	4	1	
	1	2	6					
	2					1		3
3								2
	6			2			5	4

#84

	9	3						6
5								1
			9		8	5		
7			4			3	6	9
6				7				5
				6	1	8	4	
2							9	
4		1			7		5	
	6			4		7		3

#85

					6		8	
6	8		2	3		9		1
			9			2		
	3	9		1	5			
8		1	4			3	7	9
	2				9	5		
					3			5
	1						9	
				2		6	3	

#86

1				4	8	2		6
			9	3	7	5	1	
				1	2	3	9	
	1	3	4	7		8	2	9
4	9		8		3		6	
				9			5	
3		6	2			9		
			7	8				5
7		8						

#87

	9	3			2	1	6	
			9		5	4	3	
			1				7	
		7		1				3
	3		2	7		5	9	
		6	8	9		2		7
	6				7		5	
		2	3			7		6

#88

2	6		7					
		3		5		2	1	
			3	2				
	7			1			6	5
9				7	8		3	
		4	9	3		8		
	2		1	6	3		9	
	3	5		4		6		

#89

6	4		1					
3	8				5	4		
	9		8	4			5	
		3						
	6	9			8	3		2
5				9				
	3	6					2	5
	5				6	7		1
9		7					3	4

#90

	3	6		7				
	1		6	8		5	2	
2								
					1			2
9			8	6	4			
4			3			1		9
6	9	4			8			
	8		5					6
		2			6		3	

#91

8	4			2		7		
	5		8	6	4	9		2
			9				3	
5	3	4	7	8	9		2	
2				4	1			
	9		2	3		4	8	
	6		4	1	8	2	7	
			6		7	1		
4	7						6	8

#92

	9	1	7					
5	3			6	1	2		9
				8			3	
4	5		3	9				1
					8			4
1						9	2	
9		3			7	5		
	8			5		7		
	2						1	6

#93

	7	9	1		8			
	5			4			8	2
				3	2	9		
		4	2		5			
	9			1				5
5	6				9		1	8
7			8				3	6
			6	2				
					3	1	2	

#94

9	5				3	7		1
4	7		8		5			
6	3			7		5		
2			7		9			4
			6	5		8	2	
							6	
	9	4	2	3				
					7		1	8
	8				6		9	

#95

	6				5	7	2	
1		7	8	9			6	
5		9						
2	1	8		6			4	3
9	5							6
			2				9	
3	8	1				6		
						4		8
7		5						

#96

		2					3	
6	5	8	2	4	3	1		
	7	3						6
		6	5				9	
			9		7		8	
9		5		3	4		1	
3					9			1
				6				
				8			2	3

#97

				6			4	7
4				3	5	8		9
			4	9				1
	2		5					
1		6			9	3		
3	8	5	6			2		
	3				7		5	
							8	
8	7					4		

#98

	6					9	4	
2		9	7			8	1	
1		3		9				
3		6	5			1		
4	5					2		
				3	1		6	
9					6	7		
	8	5						
6			9		3	4	8	

#99

1			9	7	3			
8	3							7
				5	8	1		
			6	9		7		1
9				2			5	8
		4			5		9	
	6	1		3				
							6	
3	9		5	4				

#100

		4		7				
	6		8					
				3	5			
		1		9				4
		7	1	5		3	2	
5				6	4		7	8
4								
	9		6		7			
	2	5				9		

#101

2		4		8	5	3		7
8	5			4				
	9			2		5	4	
1	8	7			4	9		
5	3			9		1		
9							5	2
				1	8		2	9
		8	4	7		6		5
	1	9						

#102

		8	9		1	4	6	
		3			7	1		8
						3		5
			7		3		1	4
			4				7	6
4	6	7		1		5	8	3
5			6	9			4	
	4					6		
		6						

#103

2	4		7	8				
		1			3			
	9					7	4	
				7		6	2	
		7		3			9	4
			1		4			7
8		4			5			1
		6	3		7			9
	7	9					6	5

#104

	2				4			1
7	5		1	2			3	4
9					6			
						5	4	9
		7		6	5	1	2	
1	9				3		7	
			6		1	3		
	7	1					8	
		9						2

#105

5						4		
8				2	5		1	
		4		8		7		
3	8				6	2		4
	9				3	1		
		2		4		6		
		5	9		2			
2				1				
7	1			3				

#106

8	6		9	5				
9		2		8			1	
		4	2	6	7			
			6		2	3	9	
			8	3		6		
						4		
				7				
1			3			5		8
5	8		1	4				

#107

3			1					2
	7	5	8		3		4	
				4				7
				7				5
4				9		7		8
	5					4	1	9
9		1	5	8				
7	4			3	9	1		
				1	4	8		

#108

3		1	6					
5				2			7	
		7	1			6		5
6						4	3	
4		9	5					
2	1			9				
9	4	6	2					
			9		5	1		
				8			9	

#109

	9		7				8	1
2					9		6	
	6			1	2	9	3	5
	8		9	4			5	
3								
		9				8		
9			3		4		7	8
			5		6	1		
6		8				5		

#110

6			7	1				
7	1			2	3		9	6
	9					1	7	
9	6			3				
		3			4			1
							8	3
	3							
1	8	9					4	
	4		1		7	5		9

#111

	9	6	7					
	8		9	2				7
5		1	4		6		9	
	4		5	6			2	
			3	9	2	7		
6		2					1	
		9	6					1
				5	7			
				3	9		8	5

#112

		2	7					
7	9		8	3	6	4	2	5
					2	7		9
5				9		1	4	3
1			4				5	8
4	8	9	5			6	7	
							9	7
8	3			7	5	2	6	
9	6		3	2				

#113

	5					2		7
			3	2		5		
7				4			6	
9		6					5	
		3	6				8	
5	7		8					6
		5	7			8		2
1	3				2		7	
					3			1

#114

		5	6	9				
6		9			2	4		
8				5		1		
	9	3	4				7	
4			7	6				5
7								
		1	8		3	5		
3								
	7					9	4	

#115

				9				
	9	6	8		5		7	
3						8		
	1		2			3	6	
2		4	5			7		
	7		1			9		
	4							2
			7	1		6	5	9
1			9		2			

#116

	4	8			6			1
		2		1	4		7	
					7			8
1			9	7				2
	8		1				5	
4		7						9
8			7					
		6	2		9	7		4
2					8		3	5

#117

	4	2			9	8		
			5				7	
5				2				
	3	4			5		2	
				9		4	3	
	8		3			1		
4	2		9				8	6
	7	8	2			5		
	5		7	8			1	

#118

	6			4		9		
3			7					
	9			8	3	4	1	7
			5			2		
7								3
					7	5		
		4		3	8	7		1
					5			
9			2	7	1	8	5	4

#119

8	9	5	3				2	
	6	3	5	2		9	1	
		1	8	9	7	5	6	
5	1	8				7	4	9
6	4		9		8		3	1
2	3	9	4		1		5	
		4	6	8	2		9	5
	5		7	4			8	2
9	8	2	1		5	6		

#120

			8	7				
		8		4		7		
	9		2	5	6			
	8						9	
2							8	1
			4	1		3	5	
		9						6
	4				5			
5		1	6		3	2		

#121

9	2							
		8	1	2	5		4	
1	5	4		7			2	
				4				9
4			8		6		3	
	1	5	3					8
2								
	7				8		6	
			5		4			7

#122

1	6	5		9		7		
					7		4	
7	8							6
			1		8	2	5	
2	1				5	8		
					9		1	
	5		9	1				
4				8			9	
8		9	7	4			3	1

#123

3	2	1			5		4	
	7				8	2		
		4	3			1		6
1				9		8		
		5			4			
	8	9				5	6	3
5				8		4		
		8	4		7	3		
		2			3			

#124

						1		7
	5	8		2	3			6
				5				
2		4		1		8		9
			6					4
				8	2			
7		5		4	8	2		
		2	5	6	1			
	9		2		7			

#125

	5			2	7		4	
	2		4					
	9			8		2	6	
		4			2	6	1	
5					8		2	
			6	1				3
	4		1			3		6
	1		8	4				
7				5	6			

#126

		3	7	4	6			
4		8						
					3			2
	9				4	6		
3		6				2		8
7	2				8			
6	7		3				2	9
	3		6	9			4	7
5							1	6

#127

			3		8			4
							7	
8			4	1		5		
7						1	6	
1		2			4			5
		8						2
	6		5	4				
3			6		2		5	
	1					2		

#128

2			8	3		6	9	
	4					2		
							3	7
			7			3		
	1				4	9		8
4	3	5	2	9				6
			9	4		5		
		7					1	2
							6	

#129

9	1					3	5	
	2			9	5			
5	6		3	1			9	
7		5		2				
	8							
		2			7	5	1	
			1				7	3
			9			1	2	
3			4	6				5

#130

		4			7			8
	7	6	9				3	1
		1		4	6		9	2
6			5	3		2		9
		9	7			1		
	8							4
					3			
	1	5		6	8	9	2	
	6							

#131

						2	4	
				9				
		9			3		1	5
5					6		8	
		2		7				
1	4		3	5				
		5	7			6		
3	6				5	9	7	
2	9		6				5	

#132

	4	8						
	2							3
		9			1		6	2
					4	8		5
	9	4	7		8		2	
8		3	9	5	2		4	1
		6			9	2	1	7
		1		2				
2				4		9		8

#133

	4		7					5
	7			1			9	4
			9	4		1	7	
		5	2		1		3	
		1	6	9	3			
		7	8					
	3					5		9
				3	6	2	4	
							1	

#134

6				7		9		
	9			5	2			
		3				7		4
	5		9				7	8
		7			1			
3			7		6	1		
9	1		3	4				
		6	2			4		
2	7		8	6				

#135

		6				9		
9	8		7	5			2	
		5			2	8		
1	3	7		9	8		4	
		9				7	8	6
8	6		2	7		1		
			8					3
		3	1			5		
		8		6		4	1	2

#136

		4		2				6
				5			7	9
		3					1	
		5	2	1	6			
3					7		9	
	2	1			3			
	3		1			9		
2	5		4	9	8			
						6	8	5

#137

	3	6			5			4
1	2	8				7		
		4					8	3
9				6			3	
	8	5		3		4	6	1
			1				7	5
							2	
				5		3		
4	1	7	6		3			8

#138

	1	8			3	2		
2	5		7					
	7	6					9	
			6				3	
			3		8		5	2
	2	9		7				6
		2					7	
1					9			3
			8					4

#139

					9		8	1
	8	7		3		4		
9					5			
5		1		8	3	6	4	
		9				8		7
7	3							
6	4		9				7	
			3					4
		2		4		9	6	

#140

							7	
	6		7	1		2		
		9	4	5			8	
6	1		8	9			3	
	7			3				1
4		2				8		
		6	2				1	
	8	7		4		3		
		4	6					

Solutions

#1

5	1	8	7	3	9	6	4	2
4	7	2	5	6	1	9	3	8
6	3	9	8	4	2	7	5	1
3	8	4	9	1	7	5	2	6
7	9	6	3	2	5	8	1	4
1	2	5	4	8	6	3	7	9
8	4	1	6	7	3	2	9	5
2	5	7	1	9	8	4	6	3
9	6	3	2	5	4	1	8	7

#2

4	6	7	8	1	3	9	2	5
9	8	1	5	2	6	4	3	7
5	2	3	7	9	4	1	8	6
1	3	5	2	6	7	8	4	9
7	4	8	1	5	9	2	6	3
6	9	2	3	4	8	7	5	1
2	5	6	9	8	1	3	7	4
8	7	9	4	3	5	6	1	2
3	1	4	6	7	2	5	9	8

#3

7	3	9	6	2	5	8	4	1
6	5	1	7	8	4	3	9	2
4	8	2	1	9	3	7	5	6
5	2	7	4	1	9	6	3	8
3	1	6	8	5	2	4	7	9
8	9	4	3	6	7	1	2	5
2	6	3	5	4	8	9	1	7
9	7	8	2	3	1	5	6	4
1	4	5	9	7	6	2	8	3

#4

1	9	6	2	4	8	3	5	7
3	7	2	5	1	6	4	9	8
4	8	5	9	3	7	2	1	6
7	4	9	3	5	2	8	6	1
6	2	3	1	8	9	5	7	4
8	5	1	6	7	4	9	2	3
5	1	8	7	9	3	6	4	2
2	3	7	4	6	5	1	8	9
9	6	4	8	2	1	7	3	5

#5

8	7	9	2	6	3	1	5	4
3	4	5	7	1	9	6	8	2
6	2	1	4	5	8	9	7	3
4	1	3	6	7	2	8	9	5
2	9	6	8	3	5	4	1	7
7	5	8	1	9	4	2	3	6
9	3	2	5	4	1	7	6	8
1	6	4	3	8	7	5	2	9
5	8	7	9	2	6	3	4	1

#6

1	3	2	8	9	6	4	5	7
9	7	5	2	3	4	6	8	1
4	8	6	5	1	7	9	2	3
6	1	3	9	7	2	5	4	8
8	4	9	6	5	1	7	3	2
5	2	7	3	4	8	1	6	9
7	5	4	1	2	3	8	9	6
3	9	8	7	6	5	2	1	4
2	6	1	4	8	9	3	7	5

#7

6	7	4	1	2	8	3	5	9
5	9	8	4	3	7	2	6	1
1	3	2	5	6	9	8	4	7
3	4	6	8	1	2	7	9	5
2	5	7	9	4	3	1	8	6
9	8	1	7	5	6	4	3	2
7	6	5	3	8	1	9	2	4
4	1	3	2	9	5	6	7	8
8	2	9	6	7	4	5	1	3

#8

1	7	8	5	2	3	6	4	9
4	9	3	6	7	1	8	2	5
6	2	5	8	4	9	7	3	1
5	1	4	3	8	7	2	9	6
8	6	9	1	5	2	4	7	3
7	3	2	9	6	4	1	5	8
9	8	7	4	1	5	3	6	2
2	5	6	7	3	8	9	1	4
3	4	1	2	9	6	5	8	7

#9

8	7	9	2	6	5	3	4	1
5	6	1	4	3	7	8	2	9
2	4	3	9	8	1	7	5	6
4	5	7	3	2	9	6	1	8
1	2	6	5	7	8	4	9	3
9	3	8	1	4	6	2	7	5
3	9	2	8	1	4	5	6	7
7	8	5	6	9	2	1	3	4
6	1	4	7	5	3	9	8	2

#10

5	2	7	1	4	3	6	8	9
8	9	4	2	6	7	1	5	3
1	6	3	8	9	5	2	4	7
7	5	1	3	2	9	4	6	8
2	3	6	7	8	4	5	9	1
9	4	8	6	5	1	7	3	2
4	1	2	9	3	6	8	7	5
6	8	9	5	7	2	3	1	4
3	7	5	4	1	8	9	2	6

#11

9	7	2	8	5	6	4	3	1
3	4	1	9	7	2	6	5	8
6	5	8	4	3	1	9	7	2
7	8	6	3	9	4	1	2	5
5	1	9	7	2	8	3	4	6
4	2	3	6	1	5	8	9	7
1	3	5	2	8	9	7	6	4
8	9	4	5	6	7	2	1	3
2	6	7	1	4	3	5	8	9

#12

6	2	8	3	1	7	5	4	9
7	9	3	4	8	5	6	1	2
5	4	1	9	2	6	7	8	3
8	5	9	1	4	3	2	7	6
1	3	2	7	6	8	4	9	5
4	6	7	5	9	2	1	3	8
9	7	5	2	3	4	8	6	1
2	1	6	8	7	9	3	5	4
3	8	4	6	5	1	9	2	7

#13

9	5	1	7	6	4	3	8	2
6	3	8	9	2	1	7	5	4
4	7	2	3	5	8	6	1	9
5	9	3	1	4	2	8	7	6
1	8	7	5	9	6	4	2	3
2	6	4	8	7	3	1	9	5
8	1	9	6	3	5	2	4	7
3	2	5	4	1	7	9	6	8
7	4	6	2	8	9	5	3	1

#14

3	9	2	5	8	7	4	6	1
7	8	6	4	1	9	5	3	2
4	1	5	6	3	2	9	8	7
1	4	8	3	7	5	2	9	6
5	6	3	2	9	1	8	7	4
2	7	9	8	6	4	1	5	3
9	2	1	7	5	3	6	4	8
6	3	4	9	2	8	7	1	5
8	5	7	1	4	6	3	2	9

#15

1	6	8	2	5	7	3	4	9
5	4	2	1	3	9	7	8	6
3	9	7	6	4	8	2	5	1
6	3	9	7	2	4	8	1	5
2	1	4	5	8	3	9	6	7
8	7	5	9	6	1	4	2	3
4	2	6	3	9	5	1	7	8
7	8	3	4	1	6	5	9	2
9	5	1	8	7	2	6	3	4

#16

2	3	8	6	4	1	5	7	9
9	7	4	2	3	5	8	6	1
6	1	5	9	7	8	3	4	2
7	8	9	5	2	4	1	3	6
3	5	2	7	1	6	4	9	8
1	4	6	8	9	3	2	5	7
5	9	1	3	8	7	6	2	4
4	6	7	1	5	2	9	8	3
8	2	3	4	6	9	7	1	5

#17

4	6	2	1	7	8	5	3	9
7	3	9	2	5	4	6	1	8
8	1	5	6	9	3	4	7	2
2	4	3	7	8	6	9	5	1
1	9	8	3	4	5	2	6	7
6	5	7	9	2	1	3	8	4
9	7	6	5	1	2	8	4	3
5	2	4	8	3	7	1	9	6
3	8	1	4	6	9	7	2	5

#18

6	2	1	5	7	9	3	4	8
9	3	4	6	8	1	2	7	5
5	7	8	3	4	2	1	9	6
2	9	3	7	1	6	8	5	4
8	1	5	2	9	4	6	3	7
4	6	7	8	3	5	9	2	1
3	8	9	1	5	7	4	6	2
1	5	2	4	6	3	7	8	9
7	4	6	9	2	8	5	1	3

#19

5	9	7	4	1	6	3	2	8
6	4	8	5	2	3	7	9	1
3	2	1	8	7	9	5	6	4
1	5	9	2	6	7	4	8	3
2	7	3	9	4	8	1	5	6
4	8	6	3	5	1	2	7	9
7	6	4	1	9	2	8	3	5
9	3	5	7	8	4	6	1	2
8	1	2	6	3	5	9	4	7

#20

5	4	1	3	8	2	6	7	9
9	3	7	6	1	5	8	2	4
2	8	6	7	9	4	1	3	5
8	9	3	5	4	7	2	6	1
1	6	4	9	2	8	7	5	3
7	5	2	1	6	3	9	4	8
4	7	8	2	5	1	3	9	6
3	1	9	4	7	6	5	8	2
6	2	5	8	3	9	4	1	7

#21

5	7	8	6	2	9	4	3	1
4	6	9	3	1	7	2	5	8
1	2	3	5	8	4	9	6	7
3	5	6	7	9	2	8	1	4
7	1	4	8	3	5	6	2	9
9	8	2	4	6	1	3	7	5
2	9	5	1	4	3	7	8	6
6	4	1	2	7	8	5	9	3
8	3	7	9	5	6	1	4	2

#22

5	2	4	9	6	1	3	7	8
3	7	1	5	8	2	6	4	9
8	9	6	4	3	7	2	1	5
6	8	9	7	4	3	1	5	2
7	1	3	2	5	6	8	9	4
2	4	5	1	9	8	7	3	6
9	6	8	3	1	4	5	2	7
4	3	7	6	2	5	9	8	1
1	5	2	8	7	9	4	6	3

#23

2	1	9	6	7	8	4	5	3
6	3	7	2	5	4	1	8	9
4	5	8	9	3	1	2	6	7
9	8	3	7	6	2	5	4	1
7	4	2	1	8	5	9	3	6
1	6	5	4	9	3	8	7	2
3	2	1	5	4	6	7	9	8
5	9	6	8	1	7	3	2	4
8	7	4	3	2	9	6	1	5

#24

6	7	5	3	2	4	9	8	1
8	1	4	9	5	7	6	2	3
3	9	2	1	8	6	7	5	4
2	5	3	6	4	9	8	1	7
4	6	7	8	1	3	2	9	5
1	8	9	2	7	5	3	4	6
5	2	6	4	3	8	1	7	9
7	3	1	5	9	2	4	6	8
9	4	8	7	6	1	5	3	2

#25

3	2	7	8	1	5	6	4	9
4	6	8	9	2	3	1	5	7
5	1	9	7	4	6	3	2	8
9	4	6	5	7	8	2	3	1
7	3	2	1	6	9	4	8	5
8	5	1	2	3	4	7	9	6
2	8	3	6	9	1	5	7	4
6	9	4	3	5	7	8	1	2
1	7	5	4	8	2	9	6	3

#26

1	4	2	5	9	7	8	6	3
5	6	9	8	1	3	4	2	7
7	8	3	2	6	4	1	5	9
6	3	8	1	5	2	9	7	4
2	7	1	3	4	9	5	8	6
9	5	4	6	7	8	2	3	1
8	2	7	9	3	1	6	4	5
3	9	5	4	2	6	7	1	8
4	1	6	7	8	5	3	9	2

#27

8	9	7	2	3	5	1	6	4
4	5	1	6	8	7	2	9	3
6	3	2	1	4	9	7	8	5
7	6	9	4	1	2	3	5	8
1	8	3	9	5	6	4	2	7
2	4	5	3	7	8	6	1	9
3	2	6	5	9	4	8	7	1
5	7	4	8	2	1	9	3	6
9	1	8	7	6	3	5	4	2

#28

7	1	5	3	8	9	2	4	6
8	3	4	7	6	2	9	1	5
9	6	2	5	1	4	7	3	8
5	9	7	4	3	8	1	6	2
1	2	8	9	5	6	3	7	4
3	4	6	1	2	7	8	5	9
2	8	3	6	4	1	5	9	7
6	5	9	2	7	3	4	8	1
4	7	1	8	9	5	6	2	3

#29

7	9	4	1	3	8	2	5	6
3	6	1	5	9	2	4	8	7
2	8	5	7	6	4	9	3	1
6	4	7	8	5	3	1	2	9
9	3	2	4	1	6	8	7	5
5	1	8	2	7	9	6	4	3
4	7	3	6	2	1	5	9	8
8	5	6	9	4	7	3	1	2
1	2	9	3	8	5	7	6	4

#30

2	4	7	3	8	6	1	9	5
9	5	3	4	2	1	7	8	6
6	8	1	5	7	9	2	4	3
8	2	9	7	6	3	4	5	1
4	1	6	9	5	8	3	2	7
7	3	5	2	1	4	8	6	9
1	9	4	6	3	2	5	7	8
3	7	2	8	9	5	6	1	4
5	6	8	1	4	7	9	3	2

#31

2	8	7	6	9	3	4	1	5
1	4	6	5	7	8	9	3	2
3	9	5	1	4	2	8	6	7
7	1	8	9	3	4	5	2	6
4	6	2	7	1	5	3	8	9
9	5	3	2	8	6	1	7	4
5	7	1	8	6	9	2	4	3
8	3	9	4	2	7	6	5	1
6	2	4	3	5	1	7	9	8

#32

3	7	9	1	6	8	5	2	4
2	1	8	9	5	4	6	7	3
6	4	5	3	2	7	1	8	9
7	2	1	8	9	3	4	5	6
9	6	4	5	7	1	2	3	8
8	5	3	6	4	2	7	9	1
5	8	2	4	1	9	3	6	7
4	3	6	7	8	5	9	1	2
1	9	7	2	3	6	8	4	5

#33

1	2	3	6	9	8	4	5	7
4	9	5	2	3	7	1	6	8
8	6	7	4	1	5	2	9	3
2	5	1	3	6	4	8	7	9
9	3	4	7	8	2	5	1	6
6	7	8	9	5	1	3	4	2
3	8	6	1	4	9	7	2	5
7	4	9	5	2	3	6	8	1
5	1	2	8	7	6	9	3	4

#34

7	2	4	6	5	8	9	3	1
6	3	9	7	2	1	5	4	8
1	5	8	3	4	9	7	2	6
2	8	3	1	7	6	4	9	5
4	6	7	9	8	5	2	1	3
9	1	5	4	3	2	8	6	7
3	7	1	8	9	4	6	5	2
8	4	2	5	6	3	1	7	9
5	9	6	2	1	7	3	8	4

#35

3	6	7	8	1	5	4	2	9
1	8	2	9	7	4	5	3	6
4	5	9	6	3	2	1	7	8
5	1	8	4	9	3	7	6	2
6	2	4	7	8	1	3	9	5
9	7	3	2	5	6	8	1	4
2	3	6	5	4	7	9	8	1
8	4	1	3	6	9	2	5	7
7	9	5	1	2	8	6	4	3

#36

4	3	5	1	8	7	2	9	6
2	1	7	6	4	9	5	3	8
9	6	8	5	3	2	7	1	4
1	2	3	9	6	4	8	7	5
7	5	4	2	1	8	9	6	3
6	8	9	7	5	3	1	4	2
3	4	2	8	9	1	6	5	7
5	7	1	4	2	6	3	8	9
8	9	6	3	7	5	4	2	1

#37

5	7	3	4	2	9	6	8	1
4	8	1	3	7	6	2	5	9
9	6	2	8	5	1	3	4	7
8	4	7	9	3	2	1	6	5
6	3	9	1	4	5	8	7	2
2	1	5	6	8	7	9	3	4
1	9	4	7	6	3	5	2	8
7	2	6	5	1	8	4	9	3
3	5	8	2	9	4	7	1	6

#38

2	5	3	1	7	4	8	9	6
9	1	4	6	3	8	5	2	7
7	6	8	9	5	2	3	1	4
1	3	9	5	6	7	2	4	8
6	2	5	8	4	9	1	7	3
4	8	7	3	2	1	6	5	9
5	4	1	7	8	3	9	6	2
3	9	2	4	1	6	7	8	5
8	7	6	2	9	5	4	3	1

#39

3	7	4	2	9	1	8	5	6
6	9	1	8	5	7	4	3	2
2	8	5	4	6	3	9	7	1
9	3	7	6	4	2	1	8	5
5	1	6	9	7	8	3	2	4
4	2	8	3	1	5	7	6	9
8	5	9	1	3	6	2	4	7
1	6	2	7	8	4	5	9	3
7	4	3	5	2	9	6	1	8

#40

1	4	5	6	2	8	7	9	3
9	6	8	5	7	3	4	2	1
3	2	7	1	4	9	5	8	6
2	3	1	7	8	6	9	4	5
5	7	6	4	9	1	8	3	2
4	8	9	2	3	5	6	1	7
8	9	2	3	6	7	1	5	4
6	1	4	9	5	2	3	7	8
7	5	3	8	1	4	2	6	9

#41

3	7	4	2	8	9	5	6	1
1	5	6	4	3	7	9	2	8
9	8	2	1	6	5	4	3	7
6	3	8	5	2	4	7	1	9
4	9	5	7	1	3	2	8	6
2	1	7	6	9	8	3	4	5
7	6	9	3	4	1	8	5	2
5	2	3	8	7	6	1	9	4
8	4	1	9	5	2	6	7	3

#42

6	7	8	1	5	9	2	3	4
9	4	2	6	3	7	8	1	5
3	5	1	2	8	4	7	9	6
1	2	5	3	4	6	9	7	8
7	3	9	8	2	5	4	6	1
8	6	4	9	7	1	3	5	2
2	1	3	7	6	8	5	4	9
5	9	7	4	1	2	6	8	3
4	8	6	5	9	3	1	2	7

#43

9	5	7	8	4	2	3	6	1
3	6	2	1	9	5	8	7	4
1	4	8	7	3	6	2	9	5
5	9	3	4	6	7	1	8	2
6	2	4	3	1	8	9	5	7
8	7	1	5	2	9	6	4	3
4	3	6	9	5	1	7	2	8
7	1	9	2	8	4	5	3	6
2	8	5	6	7	3	4	1	9

#44

6	9	5	3	1	7	2	8	4
3	8	2	9	6	4	1	5	7
4	7	1	5	8	2	9	3	6
9	5	4	2	3	1	7	6	8
2	6	7	8	5	9	4	1	3
8	1	3	7	4	6	5	9	2
1	4	8	6	2	5	3	7	9
7	2	6	1	9	3	8	4	5
5	3	9	4	7	8	6	2	1

#45

1	3	8	2	4	7	5	6	9
9	7	6	1	8	5	4	2	3
5	2	4	6	3	9	1	7	8
8	4	5	9	6	3	7	1	2
7	6	1	8	5	2	3	9	4
3	9	2	7	1	4	8	5	6
2	5	9	3	7	8	6	4	1
4	1	3	5	2	6	9	8	7
6	8	7	4	9	1	2	3	5

#46

3	9	8	7	4	6	5	2	1
7	6	1	2	5	8	4	3	9
4	5	2	1	9	3	6	8	7
8	4	3	9	7	1	2	6	5
1	2	9	8	6	5	7	4	3
5	7	6	3	2	4	9	1	8
9	1	4	5	3	2	8	7	6
2	8	7	6	1	9	3	5	4
6	3	5	4	8	7	1	9	2

#47

7	4	8	9	6	3	1	5	2
5	9	2	7	1	4	6	8	3
3	1	6	2	5	8	7	9	4
8	6	4	1	2	9	3	7	5
9	3	7	6	4	5	8	2	1
2	5	1	3	8	7	9	4	6
4	2	9	8	3	1	5	6	7
6	7	3	5	9	2	4	1	8
1	8	5	4	7	6	2	3	9

#48

6	5	1	9	3	8	2	7	4
9	3	4	2	1	7	6	8	5
7	8	2	6	4	5	9	1	3
5	4	8	7	6	1	3	2	9
2	1	6	3	9	4	7	5	8
3	7	9	8	5	2	4	6	1
4	2	7	1	8	3	5	9	6
1	9	3	5	2	6	8	4	7
8	6	5	4	7	9	1	3	2

#49

1	9	7	2	4	3	5	6	8
8	3	5	7	6	1	4	2	9
6	2	4	5	8	9	3	7	1
2	1	6	8	3	7	9	4	5
5	7	8	6	9	4	1	3	2
3	4	9	1	2	5	6	8	7
9	5	3	4	7	2	8	1	6
7	6	1	3	5	8	2	9	4
4	8	2	9	1	6	7	5	3

#50

2	7	4	6	5	3	8	1	9
3	8	5	1	7	9	2	6	4
1	6	9	2	8	4	3	7	5
9	2	3	4	1	7	5	8	6
6	4	1	8	2	5	7	9	3
8	5	7	9	3	6	1	4	2
4	3	8	7	6	2	9	5	1
7	9	2	5	4	1	6	3	8
5	1	6	3	9	8	4	2	7

#51

5	3	9	4	2	1	6	8	7
7	8	1	5	9	6	2	3	4
6	4	2	3	7	8	1	9	5
1	6	4	2	8	9	7	5	3
2	7	8	1	3	5	4	6	9
3	9	5	7	6	4	8	1	2
9	2	7	8	1	3	5	4	6
8	5	3	6	4	7	9	2	1
4	1	6	9	5	2	3	7	8

#52

7	3	5	1	6	9	2	8	4
6	8	1	5	4	2	3	7	9
2	4	9	3	7	8	6	5	1
1	5	7	2	3	4	9	6	8
4	6	8	9	5	7	1	3	2
3	9	2	8	1	6	5	4	7
8	1	4	6	9	3	7	2	5
9	2	3	7	8	5	4	1	6
5	7	6	4	2	1	8	9	3

#53

6	5	9	1	2	8	4	3	7
1	3	7	9	4	5	6	2	8
4	8	2	7	3	6	9	5	1
7	6	4	3	5	1	2	8	9
3	2	1	4	8	9	7	6	5
5	9	8	2	6	7	1	4	3
2	1	5	8	7	4	3	9	6
8	7	3	6	9	2	5	1	4
9	4	6	5	1	3	8	7	2

#54

2	7	8	3	9	4	5	1	6
9	5	6	1	2	8	3	4	7
1	4	3	7	5	6	2	8	9
8	2	4	6	7	9	1	5	3
6	9	1	8	3	5	7	2	4
7	3	5	4	1	2	6	9	8
5	6	2	9	4	3	8	7	1
3	1	9	2	8	7	4	6	5
4	8	7	5	6	1	9	3	2

#55

1	9	6	7	4	8	5	2	3
8	2	4	5	3	6	7	1	9
7	3	5	1	9	2	8	4	6
2	6	7	3	8	4	9	5	1
9	4	8	2	5	1	3	6	7
5	1	3	6	7	9	4	8	2
4	8	2	9	1	3	6	7	5
6	5	9	8	2	7	1	3	4
3	7	1	4	6	5	2	9	8

#56

4	5	7	2	3	9	8	1	6
9	1	3	4	6	8	2	5	7
8	2	6	1	5	7	9	4	3
1	4	8	7	2	5	3	6	9
6	9	5	3	8	1	7	2	4
7	3	2	6	9	4	5	8	1
5	8	1	9	7	6	4	3	2
2	6	9	5	4	3	1	7	8
3	7	4	8	1	2	6	9	5

#57

9	6	8	1	7	2	3	5	4
7	5	3	6	9	4	2	1	8
4	2	1	8	5	3	7	6	9
6	4	2	7	8	5	1	9	3
1	9	5	2	3	6	8	4	7
3	8	7	9	4	1	6	2	5
2	3	9	5	1	8	4	7	6
5	1	4	3	6	7	9	8	2
8	7	6	4	2	9	5	3	1

#58

6	5	4	8	1	9	3	7	2
3	8	1	7	2	4	5	9	6
2	9	7	3	6	5	8	4	1
1	2	9	4	3	8	6	5	7
7	4	6	1	5	2	9	3	8
5	3	8	9	7	6	1	2	4
4	7	5	6	9	1	2	8	3
9	6	3	2	8	7	4	1	5
8	1	2	5	4	3	7	6	9

#59

2	8	3	9	7	1	4	5	6
5	4	9	6	8	2	7	3	1
6	7	1	4	5	3	9	2	8
4	9	8	7	2	5	1	6	3
3	6	2	8	1	9	5	7	4
1	5	7	3	4	6	8	9	2
8	1	5	2	3	7	6	4	9
9	2	4	5	6	8	3	1	7
7	3	6	1	9	4	2	8	5

#60

9	7	3	1	8	5	6	2	4
2	5	4	6	9	3	8	7	1
1	8	6	2	4	7	5	9	3
6	2	1	9	5	4	3	8	7
5	4	7	8	3	2	1	6	9
8	3	9	7	1	6	2	4	5
7	9	5	3	6	8	4	1	2
4	1	8	5	2	9	7	3	6
3	6	2	4	7	1	9	5	8

#61

7	3	8	2	9	1	6	4	5
6	2	4	8	5	3	1	9	7
5	1	9	4	6	7	2	8	3
3	5	2	7	1	8	4	6	9
9	6	1	5	3	4	8	7	2
4	8	7	6	2	9	5	3	1
8	9	5	3	4	2	7	1	6
1	7	6	9	8	5	3	2	4
2	4	3	1	7	6	9	5	8

#62

7	4	9	1	5	2	8	3	6
6	3	2	7	9	8	5	1	4
5	1	8	4	6	3	9	7	2
9	5	3	6	4	1	7	2	8
2	7	1	3	8	9	6	4	5
8	6	4	5	2	7	3	9	1
4	2	5	9	7	6	1	8	3
3	8	7	2	1	5	4	6	9
1	9	6	8	3	4	2	5	7

#63

5	3	2	7	4	8	6	1	9
7	6	9	2	1	5	8	4	3
1	8	4	6	3	9	2	5	7
2	1	3	8	6	7	5	9	4
6	5	7	9	2	4	1	3	8
9	4	8	1	5	3	7	6	2
3	2	5	4	8	6	9	7	1
4	7	1	5	9	2	3	8	6
8	9	6	3	7	1	4	2	5

#64

8	5	6	2	3	7	4	1	9
7	4	1	5	6	9	2	8	3
2	3	9	1	8	4	6	5	7
6	1	5	8	7	2	9	3	4
9	7	4	3	5	1	8	2	6
3	8	2	4	9	6	1	7	5
1	2	7	9	4	3	5	6	8
4	6	8	7	2	5	3	9	1
5	9	3	6	1	8	7	4	2

#65

5	2	8	9	4	7	6	3	1
6	1	9	2	3	8	5	7	4
4	3	7	1	6	5	9	2	8
9	4	5	7	2	1	3	8	6
8	6	2	3	5	4	1	9	7
3	7	1	6	8	9	2	4	5
2	8	3	4	1	6	7	5	9
1	9	4	5	7	3	8	6	2
7	5	6	8	9	2	4	1	3

#66

2	8	6	3	7	5	4	9	1
7	9	5	1	4	6	3	2	8
4	3	1	2	9	8	6	7	5
9	1	2	8	3	7	5	6	4
5	6	4	9	1	2	8	3	7
8	7	3	6	5	4	2	1	9
3	2	7	4	8	9	1	5	6
6	5	8	7	2	1	9	4	3
1	4	9	5	6	3	7	8	2

#67

9	8	7	2	4	5	6	3	1
3	2	1	8	7	6	9	4	5
5	6	4	3	1	9	7	2	8
4	3	5	6	8	2	1	9	7
6	1	8	7	9	3	4	5	2
2	7	9	1	5	4	8	6	3
1	9	6	5	2	8	3	7	4
8	4	2	9	3	7	5	1	6
7	5	3	4	6	1	2	8	9

#68

3	4	8	2	9	5	7	6	1
7	1	5	4	8	6	3	9	2
2	9	6	3	1	7	4	8	5
9	2	7	5	4	8	6	1	3
5	6	1	7	2	3	9	4	8
4	8	3	9	6	1	5	2	7
1	3	2	6	7	9	8	5	4
6	5	4	8	3	2	1	7	9
8	7	9	1	5	4	2	3	6

#69

5	3	8	1	9	6	7	4	2
6	4	7	8	2	5	1	9	3
2	1	9	7	4	3	6	8	5
4	6	5	3	1	2	8	7	9
8	2	1	5	7	9	3	6	4
9	7	3	4	6	8	2	5	1
1	8	4	9	3	7	5	2	6
3	5	2	6	8	4	9	1	7
7	9	6	2	5	1	4	3	8

#70

9	2	1	4	5	6	7	3	8
5	6	3	8	7	1	4	9	2
4	8	7	3	9	2	5	1	6
6	1	2	9	4	5	8	7	3
8	4	9	6	3	7	2	5	1
7	3	5	2	1	8	6	4	9
2	5	4	1	8	9	3	6	7
3	9	8	7	6	4	1	2	5
1	7	6	5	2	3	9	8	4

#71

4	8	2	3	9	1	7	6	5
5	9	3	6	7	2	8	1	4
6	7	1	4	8	5	9	2	3
3	5	8	9	2	6	1	4	7
2	6	7	1	5	4	3	8	9
1	4	9	8	3	7	2	5	6
8	1	4	7	6	9	5	3	2
9	2	6	5	1	3	4	7	8
7	3	5	2	4	8	6	9	1

#72

9	1	2	5	3	6	4	7	8
3	6	7	2	4	8	9	5	1
4	8	5	1	7	9	3	6	2
8	9	3	7	5	2	1	4	6
1	7	4	9	6	3	8	2	5
2	5	6	8	1	4	7	9	3
6	3	8	4	2	7	5	1	9
7	2	1	3	9	5	6	8	4
5	4	9	6	8	1	2	3	7

#73

7	2	6	5	3	8	9	4	1
8	3	9	6	4	1	5	7	2
4	1	5	7	2	9	6	8	3
3	8	4	2	7	6	1	9	5
6	5	7	9	1	3	8	2	4
1	9	2	8	5	4	3	6	7
9	4	1	3	6	7	2	5	8
5	6	3	4	8	2	7	1	9
2	7	8	1	9	5	4	3	6

#74

5	9	4	6	7	3	1	2	8
8	3	2	1	4	9	6	5	7
7	6	1	2	8	5	4	3	9
1	4	8	9	5	6	3	7	2
6	7	3	8	2	4	9	1	5
2	5	9	7	3	1	8	6	4
9	2	6	4	1	7	5	8	3
4	8	5	3	6	2	7	9	1
3	1	7	5	9	8	2	4	6

#75

7	8	6	3	1	4	9	2	5
3	2	5	9	7	6	8	4	1
4	9	1	2	5	8	3	6	7
6	1	3	8	4	7	2	5	9
5	4	8	6	9	2	1	7	3
9	7	2	5	3	1	6	8	4
2	5	4	1	6	3	7	9	8
1	6	7	4	8	9	5	3	2
8	3	9	7	2	5	4	1	6

#76

7	5	2	4	9	8	1	6	3
4	8	1	3	6	2	9	7	5
9	6	3	1	5	7	2	4	8
5	4	7	6	1	3	8	9	2
8	1	6	5	2	9	4	3	7
3	2	9	8	7	4	5	1	6
1	7	8	9	3	5	6	2	4
2	9	5	7	4	6	3	8	1
6	3	4	2	8	1	7	5	9

#77

3	6	5	9	8	2	7	1	4
2	4	7	1	5	6	3	9	8
9	1	8	7	4	3	2	6	5
4	2	3	6	9	8	1	5	7
1	5	9	3	2	7	4	8	6
7	8	6	4	1	5	9	3	2
6	7	1	8	3	4	5	2	9
5	9	4	2	6	1	8	7	3
8	3	2	5	7	9	6	4	1

#78

4	3	9	1	5	8	6	2	7
5	2	6	9	7	4	8	1	3
7	8	1	3	2	6	4	9	5
8	5	7	2	3	9	1	4	6
2	9	3	6	4	1	5	7	8
6	1	4	5	8	7	9	3	2
1	4	8	7	6	2	3	5	9
3	6	2	4	9	5	7	8	1
9	7	5	8	1	3	2	6	4

#79

6	1	2	8	4	3	5	7	9
5	7	3	6	9	2	1	8	4
4	9	8	1	5	7	6	3	2
1	6	9	2	3	8	4	5	7
3	2	5	7	6	4	9	1	8
7	8	4	9	1	5	2	6	3
8	5	1	3	2	9	7	4	6
2	4	7	5	8	6	3	9	1
9	3	6	4	7	1	8	2	5

#80

4	6	1	9	3	8	2	5	7
9	7	2	5	4	6	3	1	8
5	8	3	7	1	2	4	6	9
6	3	8	2	9	7	5	4	1
2	4	7	8	5	1	6	9	3
1	5	9	3	6	4	7	8	2
3	9	6	1	2	5	8	7	4
8	2	5	4	7	9	1	3	6
7	1	4	6	8	3	9	2	5

#81

4	7	6	2	1	3	9	8	5
8	3	5	9	7	6	1	4	2
9	2	1	4	5	8	7	6	3
6	8	7	3	2	5	4	1	9
3	9	2	7	4	1	8	5	6
5	1	4	8	6	9	3	2	7
2	5	3	1	8	7	6	9	4
1	4	9	6	3	2	5	7	8
7	6	8	5	9	4	2	3	1

#82

8	4	3	9	1	5	2	7	6
9	6	7	8	4	2	5	1	3
5	2	1	6	7	3	4	8	9
1	5	6	7	8	4	3	9	2
2	9	4	3	5	1	8	6	7
7	3	8	2	9	6	1	4	5
6	7	5	1	2	8	9	3	4
4	1	9	5	3	7	6	2	8
3	8	2	4	6	9	7	5	1

#83

7	4	6	1	9	3	5	2	8
8	9	1	2	6	5	3	4	7
2	3	5	7	8	4	6	9	1
4	5	3	9	1	8	2	7	6
6	8	7	5	3	2	4	1	9
9	1	2	6	4	7	8	3	5
5	2	9	4	7	6	1	8	3
3	7	4	8	5	1	9	6	2
1	6	8	3	2	9	7	5	4

#84

8	9	3	1	5	4	2	7	6
5	4	2	7	3	6	9	8	1
1	7	6	9	2	8	5	3	4
7	1	5	4	8	2	3	6	9
6	8	4	3	7	9	1	2	5
3	2	9	5	6	1	8	4	7
2	5	7	6	1	3	4	9	8
4	3	1	8	9	7	6	5	2
9	6	8	2	4	5	7	1	3

#85

1	9	2	5	4	6	7	8	3
6	8	4	2	3	7	9	5	1
5	7	3	9	8	1	2	6	4
7	3	9	8	1	5	4	2	6
8	5	1	4	6	2	3	7	9
4	2	6	3	7	9	5	1	8
2	6	8	7	9	3	1	4	5
3	1	7	6	5	4	8	9	2
9	4	5	1	2	8	6	3	7

#86

1	3	9	5	4	8	2	7	6
2	6	4	9	3	7	5	1	8
5	8	7	6	1	2	3	9	4
6	1	3	4	7	5	8	2	9
4	9	5	8	2	3	7	6	1
8	7	2	1	9	6	4	5	3
3	4	6	2	5	1	9	8	7
9	2	1	7	8	4	6	3	5
7	5	8	3	6	9	1	4	2

#87

8	9	3	7	4	2	1	6	5
2	7	1	9	6	5	4	3	8
6	4	5	1	3	8	9	7	2
9	2	7	5	1	4	6	8	3
1	3	8	2	7	6	5	9	4
4	5	6	8	9	3	2	1	7
3	6	9	4	2	7	8	5	1
7	8	4	6	5	1	3	2	9
5	1	2	3	8	9	7	4	6

#88

2	6	1	7	9	4	3	5	8
7	4	3	8	5	6	2	1	9
5	8	9	3	2	1	7	4	6
3	7	8	4	1	2	9	6	5
9	5	2	6	7	8	4	3	1
6	1	4	9	3	5	8	7	2
8	2	7	1	6	3	5	9	4
1	3	5	2	4	9	6	8	7
4	9	6	5	8	7	1	2	3

#89

6	4	5	1	2	9	8	7	3
3	8	2	6	7	5	4	1	9
7	9	1	8	4	3	2	5	6
4	7	3	2	6	1	5	9	8
1	6	9	7	5	8	3	4	2
5	2	8	3	9	4	1	6	7
8	3	6	4	1	7	9	2	5
2	5	4	9	3	6	7	8	1
9	1	7	5	8	2	6	3	4

#90

5	3	6	4	7	2	8	9	1
7	1	9	6	8	3	5	2	4
2	4	8	1	9	5	6	7	3
8	7	3	9	5	1	4	6	2
9	2	1	8	6	4	3	5	7
4	6	5	3	2	7	1	8	9
6	9	4	2	3	8	7	1	5
3	8	7	5	1	9	2	4	6
1	5	2	7	4	6	9	3	8

#91

8	4	9	1	2	3	7	5	6
7	5	3	8	6	4	9	1	2
6	1	2	9	7	5	8	3	4
5	3	4	7	8	9	6	2	1
2	8	6	5	4	1	3	9	7
1	9	7	2	3	6	4	8	5
3	6	5	4	1	8	2	7	9
9	2	8	6	5	7	1	4	3
4	7	1	3	9	2	5	6	8

#92

8	9	1	7	3	2	4	6	5
5	3	7	4	6	1	2	8	9
2	4	6	9	8	5	1	3	7
4	5	2	3	9	6	8	7	1
3	7	9	2	1	8	6	5	4
1	6	8	5	7	4	9	2	3
9	1	3	6	2	7	5	4	8
6	8	4	1	5	3	7	9	2
7	2	5	8	4	9	3	1	6

#93

2	7	9	1	6	8	4	5	3
1	5	3	9	4	7	6	8	2
6	4	8	5	3	2	9	7	1
3	1	4	2	8	5	7	6	9
8	9	7	3	1	6	2	4	5
5	6	2	4	7	9	3	1	8
7	2	1	8	9	4	5	3	6
4	3	5	6	2	1	8	9	7
9	8	6	7	5	3	1	2	4

#94

9	5	2	4	6	3	7	8	1
4	7	1	8	9	5	2	3	6
6	3	8	1	7	2	5	4	9
2	6	3	7	8	9	1	5	4
7	1	9	6	5	4	8	2	3
8	4	5	3	2	1	9	6	7
1	9	4	2	3	8	6	7	5
5	2	6	9	4	7	3	1	8
3	8	7	5	1	6	4	9	2

#95

8	6	4	1	3	5	7	2	9
1	2	7	8	9	4	3	6	5
5	3	9	6	2	7	1	8	4
2	1	8	7	6	9	5	4	3
9	5	3	4	1	8	2	7	6
4	7	6	2	5	3	8	9	1
3	8	1	9	4	2	6	5	7
6	9	2	5	7	1	4	3	8
7	4	5	3	8	6	9	1	2

#96

4	9	2	1	7	6	5	3	8
6	5	8	2	4	3	1	7	9
1	7	3	8	9	5	2	4	6
7	1	6	5	2	8	3	9	4
2	3	4	9	1	7	6	8	5
9	8	5	6	3	4	7	1	2
3	2	7	4	5	9	8	6	1
8	4	1	3	6	2	9	5	7
5	6	9	7	8	1	4	2	3

#97

2	9	3	1	6	8	5	4	7
4	6	1	7	3	5	8	2	9
7	5	8	4	9	2	6	3	1
9	2	7	5	4	3	1	6	8
1	4	6	2	8	9	3	7	5
3	8	5	6	7	1	2	9	4
6	3	4	8	1	7	9	5	2
5	1	9	3	2	4	7	8	6
8	7	2	9	5	6	4	1	3

#98

5	6	8	3	1	2	9	4	7
2	4	9	7	6	5	8	1	3
1	7	3	4	9	8	6	5	2
3	2	6	5	4	9	1	7	8
4	5	1	6	8	7	2	3	9
8	9	7	2	3	1	5	6	4
9	3	4	8	5	6	7	2	1
7	8	5	1	2	4	3	9	6
6	1	2	9	7	3	4	8	5

#99

1	4	5	9	7	3	2	8	6
8	3	9	2	6	1	5	4	7
6	7	2	4	5	8	1	3	9
5	8	3	6	9	4	7	2	1
9	1	6	3	2	7	4	5	8
7	2	4	1	8	5	6	9	3
4	6	1	8	3	2	9	7	5
2	5	8	7	1	9	3	6	4
3	9	7	5	4	6	8	1	2

#100

1	5	4	9	7	6	8	3	2
9	6	3	8	1	2	4	5	7
8	7	2	4	3	5	6	9	1
2	8	1	7	9	3	5	6	4
6	4	7	1	5	8	3	2	9
5	3	9	2	6	4	1	7	8
4	1	6	5	2	9	7	8	3
3	9	8	6	4	7	2	1	5
7	2	5	3	8	1	9	4	6

#101

2	6	4	1	8	5	3	9	7
8	5	3	9	4	7	2	6	1
7	9	1	6	2	3	5	4	8
1	8	7	2	5	4	9	3	6
5	3	2	8	9	6	1	7	4
9	4	6	7	3	1	8	5	2
6	7	5	3	1	8	4	2	9
3	2	8	4	7	9	6	1	5
4	1	9	5	6	2	7	8	3

#102

2	5	8	9	3	1	4	6	7
6	9	3	5	4	7	1	2	8
1	7	4	8	2	6	3	9	5
9	8	5	7	6	3	2	1	4
3	1	2	4	8	5	9	7	6
4	6	7	2	1	9	5	8	3
5	3	1	6	9	8	7	4	2
8	4	9	3	7	2	6	5	1
7	2	6	1	5	4	8	3	9

#103

2	4	5	7	8	6	9	1	3
7	6	1	9	4	3	8	5	2
3	9	8	2	5	1	7	4	6
4	1	3	5	7	9	6	2	8
6	5	7	8	3	2	1	9	4
9	8	2	1	6	4	5	3	7
8	3	4	6	9	5	2	7	1
5	2	6	3	1	7	4	8	9
1	7	9	4	2	8	3	6	5

#104

8	2	3	7	5	4	9	6	1
7	5	6	1	2	9	8	3	4
9	1	4	3	8	6	2	5	7
6	3	2	8	1	7	5	4	9
4	8	7	9	6	5	1	2	3
1	9	5	2	4	3	6	7	8
2	4	8	6	7	1	3	9	5
3	7	1	5	9	2	4	8	6
5	6	9	4	3	8	7	1	2

#105

5	2	1	7	6	9	4	8	3
8	7	3	4	2	5	9	1	6
9	6	4	3	8	1	7	2	5
3	8	7	1	9	6	2	5	4
4	9	6	2	5	3	1	7	8
1	5	2	8	4	7	6	3	9
6	3	5	9	7	2	8	4	1
2	4	9	5	1	8	3	6	7
7	1	8	6	3	4	5	9	2

#106

8	6	7	9	5	1	2	3	4
9	5	2	4	8	3	7	1	6
3	1	4	2	6	7	8	5	9
7	4	8	6	1	2	3	9	5
2	9	5	8	3	4	6	7	1
6	3	1	7	9	5	4	8	2
4	2	9	5	7	8	1	6	3
1	7	6	3	2	9	5	4	8
5	8	3	1	4	6	9	2	7

#107

3	9	4	1	5	7	6	8	2
2	7	5	8	6	3	9	4	1
1	8	6	9	4	2	5	3	7
8	2	9	4	7	1	3	6	5
4	1	3	6	9	5	7	2	8
6	5	7	3	2	8	4	1	9
9	3	1	5	8	6	2	7	4
7	4	8	2	3	9	1	5	6
5	6	2	7	1	4	8	9	3

#108

3	2	1	6	5	7	9	8	4
5	6	4	8	2	9	3	7	1
8	9	7	1	4	3	6	2	5
6	8	5	7	1	2	4	3	9
4	7	9	5	3	6	2	1	8
2	1	3	4	9	8	5	6	7
9	4	6	2	7	1	8	5	3
7	3	8	9	6	5	1	4	2
1	5	2	3	8	4	7	9	6

#109

5	9	4	7	6	3	2	8	1
2	3	1	8	5	9	7	6	4
8	6	7	4	1	2	9	3	5
7	8	2	9	4	1	3	5	6
3	5	6	2	7	8	4	1	9
1	4	9	6	3	5	8	2	7
9	1	5	3	2	4	6	7	8
4	7	3	5	8	6	1	9	2
6	2	8	1	9	7	5	4	3

#110

6	5	8	7	1	9	3	2	4
7	1	4	5	2	3	8	9	6
3	9	2	8	4	6	1	7	5
9	6	1	2	3	8	4	5	7
8	7	3	9	5	4	2	6	1
4	2	5	6	7	1	9	8	3
5	3	7	4	9	2	6	1	8
1	8	9	3	6	5	7	4	2
2	4	6	1	8	7	5	3	9

#111

2	9	6	7	1	3	4	5	8
4	8	3	9	2	5	1	6	7
5	7	1	4	8	6	3	9	2
9	4	7	5	6	1	8	2	3
8	1	5	3	9	2	7	4	6
6	3	2	8	7	4	5	1	9
3	5	9	6	4	8	2	7	1
1	6	8	2	5	7	9	3	4
7	2	4	1	3	9	6	8	5

#112

3	5	2	7	4	9	8	1	6
7	9	1	8	3	6	4	2	5
6	4	8	1	5	2	7	3	9
5	7	6	2	9	8	1	4	3
1	2	3	4	6	7	9	5	8
4	8	9	5	1	3	6	7	2
2	1	5	6	8	4	3	9	7
8	3	4	9	7	5	2	6	1
9	6	7	3	2	1	5	8	4

#113

3	5	4	1	6	8	2	9	7
8	6	9	3	2	7	5	1	4
7	1	2	9	4	5	3	6	8
9	8	6	2	7	4	1	5	3
2	4	3	6	5	1	7	8	9
5	7	1	8	3	9	4	2	6
4	9	5	7	1	6	8	3	2
1	3	8	4	9	2	6	7	5
6	2	7	5	8	3	9	4	1

#114

1	4	5	6	9	8	7	3	2
6	3	9	1	7	2	4	5	8
8	2	7	3	5	4	1	6	9
5	9	3	4	8	1	2	7	6
4	8	2	7	6	9	3	1	5
7	1	6	2	3	5	8	9	4
9	6	1	8	4	3	5	2	7
3	5	4	9	2	7	6	8	1
2	7	8	5	1	6	9	4	3

#115

7	8	2	6	9	1	5	4	3
4	9	6	8	3	5	2	7	1
3	5	1	4	2	7	8	9	6
5	1	9	2	7	8	3	6	4
2	3	4	5	6	9	7	1	8
6	7	8	1	4	3	9	2	5
9	4	7	3	5	6	1	8	2
8	2	3	7	1	4	6	5	9
1	6	5	9	8	2	4	3	7

#116

7	4	8	3	9	6	5	2	1
6	5	2	8	1	4	9	7	3
3	9	1	5	2	7	4	6	8
1	6	5	9	7	3	8	4	2
9	8	3	1	4	2	6	5	7
4	2	7	6	8	5	3	1	9
8	3	4	7	5	1	2	9	6
5	1	6	2	3	9	7	8	4
2	7	9	4	6	8	1	3	5

#117

3	4	2	6	7	9	8	5	1
8	9	6	5	1	3	2	7	4
5	1	7	4	2	8	6	9	3
7	3	4	1	6	5	9	2	8
2	6	1	8	9	7	4	3	5
9	8	5	3	4	2	1	6	7
4	2	3	9	5	1	7	8	6
1	7	8	2	3	6	5	4	9
6	5	9	7	8	4	3	1	2

#118

8	6	7	1	4	2	9	3	5
3	4	1	7	5	9	6	2	8
5	9	2	6	8	3	4	1	7
6	8	3	5	1	4	2	7	9
7	2	5	8	9	6	1	4	3
4	1	9	3	2	7	5	8	6
2	5	4	9	3	8	7	6	1
1	7	8	4	6	5	3	9	2
9	3	6	2	7	1	8	5	4

#119

8	9	5	3	1	6	4	2	7
7	6	3	5	2	4	9	1	8
4	2	1	8	9	7	5	6	3
5	1	8	2	6	3	7	4	9
6	4	7	9	5	8	2	3	1
2	3	9	4	7	1	8	5	6
3	7	4	6	8	2	1	9	5
1	5	6	7	4	9	3	8	2
9	8	2	1	3	5	6	7	4

#120

4	5	2	8	7	1	9	6	3
6	1	8	3	4	9	7	2	5
7	9	3	2	5	6	8	1	4
1	8	4	5	3	2	6	9	7
2	3	5	9	6	7	4	8	1
9	6	7	4	1	8	3	5	2
3	2	9	1	8	4	5	7	6
8	4	6	7	2	5	1	3	9
5	7	1	6	9	3	2	4	8

#121

9	2	6	4	8	3	7	1	5
7	3	8	1	2	5	9	4	6
1	5	4	6	7	9	8	2	3
3	8	2	7	4	1	6	5	9
4	9	7	8	5	6	1	3	2
6	1	5	3	9	2	4	7	8
2	4	3	9	6	7	5	8	1
5	7	9	2	1	8	3	6	4
8	6	1	5	3	4	2	9	7

#122

1	6	5	2	9	4	7	8	3
3	9	2	8	6	7	1	4	5
7	8	4	3	5	1	9	2	6
9	3	6	1	7	8	2	5	4
2	1	7	4	3	5	8	6	9
5	4	8	6	2	9	3	1	7
6	5	3	9	1	2	4	7	8
4	7	1	5	8	3	6	9	2
8	2	9	7	4	6	5	3	1

#123

3	2	1	7	6	5	9	4	8
9	7	6	1	4	8	2	3	5
8	5	4	3	2	9	1	7	6
1	3	7	5	9	6	8	2	4
2	6	5	8	3	4	7	1	9
4	8	9	2	7	1	5	6	3
5	1	3	6	8	2	4	9	7
6	9	8	4	1	7	3	5	2
7	4	2	9	5	3	6	8	1

#124

6	2	3	8	9	4	1	5	7
1	5	8	7	2	3	9	4	6
9	4	7	1	5	6	3	8	2
2	6	4	3	1	5	8	7	9
3	8	1	6	7	9	5	2	4
5	7	9	4	8	2	6	3	1
7	1	5	9	4	8	2	6	3
4	3	2	5	6	1	7	9	8
8	9	6	2	3	7	4	1	5

#125

3	5	6	9	2	7	1	4	8
1	2	8	4	6	5	7	3	9
4	9	7	3	8	1	2	6	5
8	3	4	5	9	2	6	1	7
5	6	1	7	3	8	9	2	4
9	7	2	6	1	4	8	5	3
2	4	5	1	7	9	3	8	6
6	1	9	8	4	3	5	7	2
7	8	3	2	5	6	4	9	1

#126

2	5	3	7	4	6	9	8	1
4	1	8	5	2	9	7	6	3
9	6	7	8	1	3	4	5	2
8	9	1	2	3	4	6	7	5
3	4	6	1	5	7	2	9	8
7	2	5	9	6	8	1	3	4
6	7	4	3	8	1	5	2	9
1	3	2	6	9	5	8	4	7
5	8	9	4	7	2	3	1	6

#127

9	2	5	3	7	8	6	1	4
4	3	1	2	5	6	8	7	9
8	7	6	4	1	9	5	2	3
7	4	3	9	2	5	1	6	8
1	9	2	8	6	4	7	3	5
6	5	8	1	3	7	9	4	2
2	6	9	5	4	1	3	8	7
3	8	7	6	9	2	4	5	1
5	1	4	7	8	3	2	9	6

#128

2	7	1	8	3	5	6	9	4
8	4	3	6	7	9	2	5	1
6	5	9	4	1	2	8	3	7
9	2	8	7	6	1	3	4	5
7	1	6	3	5	4	9	2	8
4	3	5	2	9	8	1	7	6
1	6	2	9	4	7	5	8	3
3	9	7	5	8	6	4	1	2
5	8	4	1	2	3	7	6	9

#129

9	1	4	2	8	6	3	5	7
8	2	3	7	9	5	4	6	1
5	6	7	3	1	4	2	9	8
7	3	5	6	2	1	8	4	9
1	8	6	5	4	9	7	3	2
4	9	2	8	3	7	5	1	6
2	4	9	1	5	8	6	7	3
6	5	8	9	7	3	1	2	4
3	7	1	4	6	2	9	8	5

#130

9	2	4	3	1	7	6	5	8
8	7	6	9	2	5	4	3	1
5	3	1	8	4	6	7	9	2
6	4	7	5	3	1	2	8	9
2	5	9	7	8	4	1	6	3
1	8	3	6	9	2	5	7	4
7	9	2	1	5	3	8	4	6
3	1	5	4	6	8	9	2	7
4	6	8	2	7	9	3	1	5

#131

6	3	8	5	1	7	2	4	9
4	5	1	8	9	2	3	6	7
7	2	9	4	6	3	8	1	5
5	7	3	9	2	6	1	8	4
9	8	2	1	7	4	5	3	6
1	4	6	3	5	8	7	9	2
8	1	5	7	4	9	6	2	3
3	6	4	2	8	5	9	7	1
2	9	7	6	3	1	4	5	8

#132

1	4	8	2	6	3	5	7	9
6	2	7	4	9	5	1	8	3
3	5	9	8	7	1	4	6	2
7	1	2	6	3	4	8	9	5
5	9	4	7	1	8	3	2	6
8	6	3	9	5	2	7	4	1
4	3	6	5	8	9	2	1	7
9	8	1	3	2	7	6	5	4
2	7	5	1	4	6	9	3	8

#133

1	4	9	7	6	2	3	8	5
5	7	2	3	1	8	6	9	4
6	8	3	9	4	5	1	7	2
8	9	5	2	7	1	4	3	6
4	2	1	6	9	3	7	5	8
3	6	7	8	5	4	9	2	1
2	3	4	1	8	7	5	6	9
9	1	8	5	3	6	2	4	7
7	5	6	4	2	9	8	1	3

#134

6	4	8	1	7	3	9	5	2
7	9	1	4	5	2	8	6	3
5	2	3	6	9	8	7	1	4
1	5	2	9	3	4	6	7	8
4	6	7	5	8	1	3	2	9
3	8	9	7	2	6	1	4	5
9	1	5	3	4	7	2	8	6
8	3	6	2	1	5	4	9	7
2	7	4	8	6	9	5	3	1

#135

3	2	6	4	8	1	9	5	7
9	8	1	7	5	6	3	2	4
4	7	5	9	3	2	8	6	1
1	3	7	6	9	8	2	4	5
2	5	9	3	1	4	7	8	6
8	6	4	2	7	5	1	3	9
5	1	2	8	4	7	6	9	3
6	4	3	1	2	9	5	7	8
7	9	8	5	6	3	4	1	2

#136

7	1	4	8	2	9	3	5	6
6	8	2	3	5	1	4	7	9
5	9	3	6	7	4	2	1	8
9	7	5	2	1	6	8	4	3
3	6	8	5	4	7	1	9	2
4	2	1	9	8	3	5	6	7
8	3	7	1	6	5	9	2	4
2	5	6	4	9	8	7	3	1
1	4	9	7	3	2	6	8	5

#137

7	3	6	8	9	5	2	1	4
1	2	8	3	4	6	7	5	9
5	9	4	2	1	7	6	8	3
9	7	1	5	6	4	8	3	2
2	8	5	7	3	9	4	6	1
6	4	3	1	8	2	9	7	5
3	5	9	4	7	8	1	2	6
8	6	2	9	5	1	3	4	7
4	1	7	6	2	3	5	9	8

#138

9	1	8	5	6	3	2	4	7
2	5	3	7	4	9	6	8	1
4	7	6	1	8	2	3	9	5
8	4	5	6	2	1	7	3	9
7	6	1	3	9	8	4	5	2
3	2	9	4	7	5	8	1	6
6	3	2	9	1	4	5	7	8
1	8	4	2	5	7	9	6	3
5	9	7	8	3	6	1	2	4

#139

3	5	6	4	2	9	7	8	1
2	8	7	1	3	6	4	9	5
9	1	4	8	7	5	3	2	6
5	2	1	7	8	3	6	4	9
4	6	9	2	5	1	8	3	7
7	3	8	6	9	4	1	5	2
6	4	3	9	1	2	5	7	8
8	9	5	3	6	7	2	1	4
1	7	2	5	4	8	9	6	3

#140

8	4	1	3	2	9	5	7	6
5	6	3	7	1	8	2	9	4
7	2	9	4	5	6	1	8	3
6	1	5	8	9	4	7	3	2
9	7	8	5	3	2	6	4	1
4	3	2	1	6	7	8	5	9
3	9	6	2	7	5	4	1	8
2	8	7	9	4	1	3	6	5
1	5	4	6	8	3	9	2	7

WORD SEARCH

T O N G U E H Y K O K B O S E N A R Q E D G
L R O E G Q M K F T H U N D E R W O H W L P
G W O E X C H A N G E A C S G I X U A B L K
R Z L F P Y D B A G G R E S S I V E U Q Q S
F D M M Q P D A Q H X N B L D D Z G I B H R
M Z P T J K D N A W N K Y Z V M U R K Y W J
E H A L K N O F R A G I L E A F V M C Z S T
E A Q H H G R L I P B A S O Q I I E L U D Z
O R K S M G U N K N O W N X T H W D V J A X
C D Y U O G V S S O G K D I X T D W X U I F
O - Z S O M C L I B S D U C Y A E V E N Q Y
Z T P B Y F S E Z C Q C U P T A M U S I N G
M O K J X L J E E E U L E F A D E K P Y O E
C - V T F O L P N J I I B O I L V J U K C I
K F L N T W J O S T R P P G I I K B Q K O J
F I I I C E I J O C R X U P N G N C I L O J
V N W Z M R C G L Z E L R O T H C U O A I C
A D L T Z S I H O O L W P P E T S V V J N D
O K I S K B V E Z Y A Z O C R E N L Y G G X
G W Y R Q Z F D I N V Q S O E N P I N D H D
D U F P M B B Q M I T T E R S J A B L I N D
O X Q O G F Q U I I W T D N T R N T B X H N

SIZE, UNKNOWN, AGGRESSIVE, CLIP, FRAGILE, FLOWERS, AMUSING, FADE,
INTEREST, COOING, LIP, MURKY, HARD-TO-FIND, EXCHANGE, THUNDER,
SQUIRREL, BLIND, LIGHTEN, PURPOSE, POPCORN, SLEEP, TONGUE, EVEN

I	W	H	X	P	U	X	J	A	E	B	C	T	M	J	M	S	M	P	G	Y	O	P
V	A	R	I	U	G	A	M	L	P	E	U	Q	F	R	H	Z	S	N	E	A	K	Y
V	C	D	R	A	C	I	A	L	Y	L	H	M	I	V	H	U	G	Z	G	P	E	W
A	I	E	L	I	F	O	U	N	D	L	E	B	U	N	A	I	Q	F	U	K	F	Z
V	D	R	Y	B	X	G	X	N	D	I	M	S	P	E	C	T	A	C	U	L	A	R
V	Y	T	B	D	I	B	K	C	E	G	N	R	Q	A	Q	Y	C	F	I	G	C	C
T	C	B	O	G	S	M	V	P	T	E	S	Y	F	M	E	E	K	D	M	A	J	R
I	Y	K	X	K	Y	Z	L	T	A	R	Y	Y	O	U	N	G	S	T	M	M	L	C
W	P	T	C	C	A	K	B	G	C	E	F	E	B	W	D	Z	M	E	E	I	L	U
G	A	M	X	X	Y	M	P	J	I	N	Q	A	G	N	I	N	W	M	N	D	H	U
O	F	J	O	R	V	Y	G	Z	T	T	A	R	T	X	L	G	W	P	S	O	J	J
A	S	T	O	N	I	S	H	I	N	G	F	N	M	S	W	C	Y	T	E	U	G	R
E	T	U	Z	Y	S	V	D	Y	K	Q	S	T	I	M	U	L	A	T	I	N	G	A
R	G	U	P	O	K	J	C	S	X	U	N	A	C	C	O	U	N	T	A	B	L	E
B	J	K	C	T	J	D	I	K	H	K	I	N	D	H	E	A	R	T	E	D	A	I
R	L	V	U	H	N	Z	C	T	Y	R	Y	E	G	V	V	Y	P	V	X	L	U	W
X	Z	T	K	I	I	H	H	Z	C	I	A	F	I	L	R	P	O	V	R	M	H	O
W	Y	M	L	C	O	H	E	A	A	J	H	V	D	I	V	E	R	G	E	N	T	O
T	X	J	K	K	W	M	A	N	L	Q	P	E	N	I	T	E	N	T	C	Z	V	L
N	E	C	P	E	J	V	T	X	W	E	R	J	A	C	S	H	Y	C	Q	B	M	D
G	Y	Y	K	T	J	U	Q	P	T	U	B	I	Q	U	I	T	O	U	S	Q	A	R
D	P	H	A	U	E	H	Y	M	G	D	I	U	H	G	F	M	A	O	X	G	O	W
O	T	F	W	N	W	C	I	N	T	A	X	L	P	D	S	G	N	C	A	C	J	L

WOOL, ASTONISHING, SPECTACULAR, IMMENSE, THICK, SNEAKY, BELLIGERENT, UBIQUITOUS, STIMULATING, TACIT, MEEK, KINDHEARTED, CHEAT, UNACCOUNTABLE, TEMPT, YOUNG, EARN, DIVERGENT, ACID, TAX, FOUND, RACIAL, PENITENT

M R M P B O I B I H A J A Z Y K H U D P J H

M L L L R W L T O C P O Q S G J L C O D Q D

K D D T O D V G V W N G X F A A T X S S Z L

I H E S T E Q H U R R I E D O P R A E G H G

W N G U H N V O Q O D K W H M P C J E G R N

Q O T V E T P A R T Y A D R E R P P D Z W C

T A O Z R E P S M U R D E R A O T F E O K M

E Z E Y Y R Y W F E Y V I R T V F E B T A Z

T I S Y S T X A N G M O N R R A M O S P J R

Q O O W C A A B R U O N O S Y L N A W T Q X

Y V V V B I D S F L A K Y Y B C P F K I R H

X A K Q Q N D E U H C L Q C M I L I T A R Y

H Q N I L I I N K E S C R U B J N S T V X I

A O E Y T N C T V L G E G J T R K H R V B S

Z T G B F G T R Q P A Y U G R I E V I N G J

C C T S D R E F Y X R E Y C R B L U M P Y T

D L R X T T D X S O G S D B F U T U R E F H

Y A A Q E O D E C Q K Z G X O W I B K Z L X

L S M A Q E C X L Q A T Y R V R J N S K A S

N S P N E T Z M A T C H E U Q X D K R F P G

Y I M W Z G Q H Q G C V D I R O M X Q E C M

B J H E L K N E L Z T I Y U D O K B T Q C T

ABSENT, FUTURE, FLAKY, SCRUB, FLAP, EYES, HELP, LUMPY, TRAMP, APPROVAL, NOSY, MURDER, ENTERTAINING, CLASS, MEAT, GRIEVING, PARTY, MATCH, OAFISH, MILITARY, HURRIED, ADDICTED, BROTHER

C C L D W F Q M T N Q U I L L F Y R O W

W D J L K U T Q E G K T X X K R S I Y L

M A R A D J D A N Z G P H D Z A U C P T

Z O Y W F O X B S D I U O W P I Y Q S Z

Z U Y N U H A M E R O A D P O L S J D X

P P H P M A B O U N D I N G Z O Y G J P

A Q E V B Y L R Y J P O Q C N N G L U Q

I H A G L E A K D Q D J O W B Z P E S J

L C T W I L Z L R F E B G I X T D M E E

O E W V N L E O B H J S W I T C H Y L G

N X F Y G E D U C A T E D A O G A D E W

V H A D W S M J F G S T D C V K H P S Z

O N G E N T L E R D P X K L S Y E P S F

B X P I C K L E I L R P Y A X U A D W U

S W F U F K J Y O N A D H I F Q D K L Z

V H S L E E P Y A D Y F N M C V H K F Z

I F R E M A R K A B L E C F X X I K I Y

R F P P F D G M O O Z A Z H Z J C C F X

A U N R A S T R A P J W I U B W Y G V A

C H I K Z S A J I R E M I N D O X I B Y

HEAT, REMIND, SWITCH, ABOUNDING, AHEAD, REMARKABLE, YELL, EDUCATED, PAIL, QUILL, PICKLE, STRAP, USELESS, SPRAY, ROAD, SLEEPY, ABLAZE, TENSE, GENTLE, CLAIM, FUMBLING, FUZZY, FRAIL

O	F	H	Y	R	O	M	Z	H	A	N	D	S	O	M	E	L	Y	X	D
O	J	T	A	W	O	B	N	O	X	I	O	U	S	X	A	F	N	E	I
F	Y	Z	S	M	N	E	D	E	L	I	G	H	T	F	U	L	L	R	X
R	Y	B	U	T	T	E	R	M	O	S	T	R	W	F	C	N	R	T	X
W	F	J	I	D	O	L	N	O	P	O	C	U	L	T	U	R	E	D	Z
W	X	S	U	G	Q	A	Q	L	R	B	I	L	L	O	W	Y	Q	D	F
S	N	M	F	F	W	N	H	A	O	A	F	M	U	R	E	M	U	E	W
Z	M	O	L	T	D	D	Y	P	D	G	M	C	K	V	V	S	E	L	U
C	N	C	X	W	B	U	O	P	U	R	P	G	Q	W	X	C	S	I	K
M	E	R	C	I	F	U	L	R	C	E	X	C	X	S	Z	O	T	R	D
X	S	C	I	E	N	C	E	O	E	E	J	A	O	M	N	U	C	I	U
C	M	Y	I	T	S	L	R	V	V	A	R	L	A	H	C	N	I	O	G
W	P	Q	T	O	D	R	U	E	M	B	V	C	F	R	E	S	H	U	J
S	L	B	P	R	L	Y	A	G	A	L	Q	U	D	B	I	J	G	S	O
Z	R	U	R	P	Y	V	D	D	X	E	N	L	D	N	R	J	T	G	Q
B	X	S	I	I	L	Y	S	O	U	P	W	A	N	V	B	E	Y	E	E
I	Q	R	N	D	X	W	G	R	E	A	T	T	B	W	T	T	G	O	Y
B	W	T	T	E	V	O	C	Y	W	R	S	E	U	P	I	G	J	C	P
Z	S	C	A	T	T	E	R	E	D	R	M	Q	V	A	R	E	Z	V	J
C	I	P	W	P	I	B	E	D	S	U	Q	R	S	O	W	N	P	S	O

GREAT, SOUP, TORPID, UTTERMOST, LAND, CULTURED, PIG, PRODUCE, DELIRIOUS, BEDS, APPROVE, SCIENCE, DELIGHTFUL, AGREEABLE, HANDSOMELY, CALCULATE, OBNOXIOUS, MERCIFUL, REQUEST, BILLOWY, SCATTERED, PRINT, FRESH

D G N F K Y G U S Z F T P W Q O Q A G N W
L N F O P I I Y Y E N R C L O U D Y Y K C
F I T T U D R S J T D Z F D Y D V L U H S
Q F E M W P A B W I R Y S Z I K H T N Z Q
W R C N V V F C O P P E R W X J V Z D L A
S W I M J E F T C A P I L L P Y C T E A D
V N H I O K E R A L R R A S T A R B S C U
U U F B D U R I N O M F K Y N S Z P I B V
F V G L H N K T F A M E E O D O J L R D W
R I D U P I Z E K D S Y G B N H Y A A D I
F D O A R T J I D O Z Q J A N M J Y B P A
I Q Q T Z E V P D A L B U D G D A G L Y T
I N S T I N C T I V E L M J B B E R E O V
T D W M O V E D O S N S P O Q R L O G D I
R M I E B I K E S Z K Y R I X E Q U Z E L
E P T W I Y P O H C Z D Y N Z E V N E P N
M S O N E U L L F V R P Y I A Z W D H C F
B H M E U Z S A L T A E K N N Y P X Q D D
L U H Z A B R A S I V E H G P J B K H N E
E T X C L T V R U W W E B U L A N M D G S
Q A I K M K C G G K N K Y O N Y N O M E K

JUMP, TRITE, ADJOINING, PLAYGROUND, CLOUDY, UNDESIRABLE, STAR, INSTINCTIVE, COPPER, BIKE, BREEZY, WIRY, SWIM, SALT, ABRASIVE, DESK, SHUT, GIRAFFE, FIT, MOVE, UNITE, LOAD, TREMBLE

D	W	I	N	D	O	W	T	T	V	B	Z	F	D	K	D	U	O	A
C	K	O	F	Z	K	A	M	I	N	V	E	N	T	I	O	N	R	Y
U	F	P	A	K	A	S	I	O	E	A	C	O	U	S	T	I	C	B
R	C	Z	D	L	P	O	S	S	I	B	L	E	V	J	J	O	L	L
A	J	F		Y	B	I	V	F	I	T	I	N	Y	F	S	S	J	U
S	F	R	H	Q	J	S	H	K	G	H	F	O	C	Z	D	A	G	S
P	I	I	O	R	W	H	I	S	P	E	R	Y	Z	C	R	N	H	H
Y	R	H	C	M	A	I	G	L	S	P	O	D	G	M	A	D	Y	A
V	Q	A	T	A	G	R	E	E	N	Z	D	U	S	V	I	Q	P	K
A	O	I	U	K	C	E	L	A	T	E	D	M	T	W	N	K	N	W
U	K	R	E	R	A	A	G	C	Q	O	F	F	B	E	A	T	O	N
P	H	J	Y	Z	M	J	R	A	E	I	Z	X	Y	K	D	L	T	P
B	T	K	Q	V	N	D	A	L	W	O	R	K	A	B	L	E	I	O
Y	F	E	O	C	Z	S	T	L	B	V	F	M	O	B	Z	T	C	B
L	T	H	E	K	R	C	E	H	V	Z	O	X	S	B	M	H	L	P
C	U	I	B	P	F	R	F	U	A	M	A	M	M	O	T	H	Q	K
D	X	C	T	Y	L	L	U	F	M	E	A	L	P	Z	D	F	X	I
E	A	T	A	B	L	E	L	R	U	O	H	J	A	M	P	W	M	R
F	R	U	X	V	B	I	Z	A	R	R	E	Y	L	T	C	Q	F	C

POSSIBLE, RASPY, GRATEFUL, HYPNOTIC, WORKABLE, AGREE, EATABLE, BIZARRE, AD HOC, CALL, MAMMOTH, ACOUSTIC, OFFBEAT, DRAIN, WINDOW, MEAL, TINY, ELATED, BLUSH, SAND, WHISPER, AIR, INVENTION

W C K J T O W U E Z S W C S U M R E N A I L
V H X P D H P T C F E T Q A F A Z L F M Z U
C I M S T S D R V D C Q U H I C H I V G C C
F L H C Y S M O Y Q A I I Q H C C J C B O Y
C L Q O P D Y T M K H J X G M N L E Z B K L
Z Y D R A A U I J G S E O A B S O R B E D P
D I S C U S S I O N X K T B J X W I F J G Z
L C F H K M B J S Y D N I L Q D V Q Y L L J
D S P K O R Z X W A Q T C A Q Q K V D Y N J
A F R W O B E D R O O M A U R Q D P U W S C
Z O N G B G I W O J X X O C P C I C D I C Y
F U N R U L Y F Y A R R W O O T S C J F R I
Z R A M B U N C T I O U S L L K A U Z S A P
U U Y D Y E S H D Z F C N L I D R X G B W A
Y W J X F F N Q R A R O I A S V M Q B C N P
A T O D R V O G L C I P N R H P M F I Y Y E
S L B S C K W W C F E I Z S D O X U T X K R
U E E L A R F Y H Z N M I O A D R O T N X U
W S Y S F X J J X Y D L V P U H W I L G L P
W Z S Y K G W S R Q T O S K I T T Y D N S J
D W O J Y K Y J V C R A C K O N S F V I N L
A E R O M A N T I C X C V C Y Y B W R L D V

PAPER, SNOW, POLISH, UNRULY, TROT, OBEY, ABSORBED, CHILLY, DISARM, NAIL,
CRACK, FRIEND, GLUE, SCRAWNY, QUIXOTIC, ROMANTIC, DISCUSSION, BIT,
COLLAR, BEDROOM, SCORCH, KITTY, RAMBUNCTIOUS

X F D N K I B O R D E R P Q A O D V A N
Z T Y L P N F C F F B W L P L D H S M E
H E O U C T G F R H F X K E Z B R P F N
E R R E G R N J M C O N S I D E R O M G
C R D X F O E O C R Y O T X Q V Y T Y R
N I H C F D N I B H H T F Q U B P T B O
B B B E N U Q N H O R W T R A D E E B A
H L O L W C M F S W D J B M F Z B D P N
K E O L R E U T C N U N E Q U A L P E H
C Q N E E A G E R M K D G A A W G F E A
M H U N T E B E Z A D E T X E X C J P B
G I G T C H Y X F R S L M S U G G E S T
T B J O H L Z O A K F I B X F Q U R H J
R N O F E K X P O E H V R N X O C W O Y
I P K L D N Q N O D O E O S R F H L U Q
C O S P O O N X L R S R W C E K Z B V U
K E L N H U P K N E V A N E S C E N T S
Y C H E E R F U L U R O B N I S E F O R
K H S L V X R O H T J E A T G N P T S D
D I P B A N T L B P N H W H B V J S P Y

EVANESCENT, GROAN, MARKED, EAGER, SUGGEST, PEEP, BORDER, UNEQUAL, JOIN, CONSIDER, WRETCHED, CHEERFUL, TRICKY, SPOON, TRADE, CRY, BROWN, SCENT, TERRIBLE, EXCELLENT, DELIVER, INTRODUCE, SPOTTED

I X W H L M F G K H Q A Q A B Z C B G L M

Z K R A E A W S W N V U L G A R F O A Z Z

Z O E F T C O U T S T A N D I N G U P T Z

W G C T T J U M P Y G K K O F A G N I X M

L G K E E H H H C H A T L R O W A C N Y E

W V H R R J N U B I P Q I V X G C E G K Y

R W E N Z O O S U S P W K P A S T O R A L

E R A O Q J Q H C N L F N B M F A N C Y X

C X L O B D G E K Q A K G L A S S N F I F

O I F N N H Q D E P U I L C D Z D O A S L

N E O G O H P J T T D V R H A L T I N G P

D N X Z A E I T Q K X W H S Y H W R F S U

I I K E E G S O G G Y H L L B K Z T A J T

T B Z I C S O R E F G Y B O T U N J E J H

E C I Y I F S T Z Y B Y N W U Z S Q H R Q

B E Q J W A R L I K E Q U U J E S F R R V

O Z K V E U K X Y G M Y F R E T F U L G D

U D M N W Y C G S P S P H S O A F I L J I

O D X H J B G N Q H X P I A R G U E V K S

J L E D D I Q D I R D N L F P T R Q J L R

M O P U R Y Y N S Z Y S L F G B I K N B A

PASTORAL, ARGUE, HALTING, FRETFUL, AFTERNOON, GAPING, JUMPY, FANCY, RECONDITE, WRECK, SOGGY, LETTER, WARLIKE, APPLAUD, BOUNCE, SLOW, VULGAR, HUSHED, OUTSTANDING, GLASS, BUCKET, SORE, HILL

U D V G G R G S F B J F W R L J G S R P

T E S T E D L N V V E U J H G C O E L X

Z T F F R W X M E L O D I C T V Q H S U

U X X P O I G K C H E B N A A M C E R Q

D A W J A F V S E G J X A Q F N L A E H

X N S E S Z S K B P U F E R I R Q D M L

U O M A T S R I O A W M Z E V R X Y E A

Q N T O E T U L O L Q A T U W L C E M J

U S W I D O R L K T S G K Y A N C V B V

S T E E P R A F S R W U D J I F R D E O

I O J S W M L U Q Y A Z N U T A I K R K

J P U F S Y R L K M E F T S E R N W W Y

X J S A F Y R I B A D G E U M - S X U T

A X E C R L Q A D Y Z B N O B F U F M D

G C D E B L I N K W X X U I S L Y Y Q C

R E F L E C T I V E Y U O D P U W K Q Y

E K B G H S U H H P X L U R G N Z Q Y X

E Z X C A E H S I F I S S V P G Q R M Y

D N Q I N U M B E R L E S S X V H R E R

Y U E G T K C R I L A R G E E F O P Z M

HEADY, BLINK, STEEP, FAR-FLUNG, TESTED, STORMY, ROASTED, SKILLFUL, REMEMBER, REFLECTIVE, RURAL, GREEDY, FACE, MELODIC, USED, LARGE, WAIT, PALTRY, BADGE, NONSTOP, TENUOUS, BOOKS, NUMBERLESS

T	O	M	S	M	V	B	D	P	D	I	R	E	C	T	I	O	N	I
U	Z	L	Z	L	X	X	U	E	O	E	U	Q	D	S	S	N	B	Z
P	X	U	K	F	P	O	R	T	E	R	S	M	G	Y	B	I	X	P
E	N	K	P	W	M	O	U	N	T	A	I	N	F	W	G	B	W	L
S	V	K	U	K	T	J	N	B	G	Z	C	P	E	U	I	Q	X	W
J	H	I	N	U	Z	T	U	A	I	O	U	K	S	M	O	M	K	I
D	E	J	Y	W	I	K	M	G	R	D	N	A	T	U	R	A	L	N
E	C	S	V	W	O	R	T	H	L	E	S	S	I	N	D	R	S	D
V	C	T	J	N	M	A	A	F	N	D	Y	O	V	X	I	R	U	Y
I	E	M	B	A	R	R	A	S	S	C	S	Z	E	Y	N	I	C	X
L	T	F	W	X	C	M	U	S	D	O	L	L	S	Q	A	E	C	M
I	X	L	Z	D	X	F	P	M	I	S	S	W	D	D	R	D	E	Q
S	C	T	N	E	O	V	T	W	L	T	Z	O	X	S	Y	G	E	S
H	G	J	D	K	O	I	I	L	S	F	R	E	W	A	R	D	D	S
K	B	O	A	P	F	Y	G	S	O	F	A	H	O	V	Y	D	G	K
N	U	B	Y	I	N	E	H	A	R	I	D	E	A	O	O	Z	T	S
B	Y	W	E	I	G	H	T	M	B	F	Q	V	A	R	B	B	C	Q
Q	X	I	F	J	M	Y	E	P	P	R	I	A	W	Y	H	H	C	M
S	I	A	J	Z	M	D	E	S	E	R	T	J	Q	Y	J	N	Q	U

BAG, EMBARRASS, WEIGHT, DESERT, UPTIGHT, PORTER, WINDY, DIRECTION, NATURAL, DOLLS, IDEA, ORDINARY, SAVORY, MISS, SOFA, WORTHLESS, PUNY, DEVILISH, REWARD, MARRIED, SUCCEED, FESTIVE, MOUNTAIN

N	Q	U	U	X	H	Y	D	C	S	C	O	U	R	A	G	E	O	U	S
T	H	M	S	L	T	E	B	O	V	Q	H	O	U	A	I	W	Z	L	F
R	U	E	E	V	Q	A	W	S	D	L	W	N	V	A	C	K	C	B	K
A	B	Q	R	B	L	R	O	S	C	E	Y	Y	Q	S	T	X	Z	C	B
X	C	M	X	B	W	J	K	I	A	P	H	O	N	E	G	F	V	C	F
T	R	U	E	F	S	E	T	F	L	H	I	V	S	F	L	Q	N	E	A
M	P	C	B	L	K	H	D	I	L	O	G	P	E	K	I	S	Q	X	Q
A	O	O	P	O	K	A	I	E	O	U	R	P	E	U	S	C	G	L	X
R	W	U	C	O	S	C	A	D	U	S	F	L	D	Z	T	I	F	F	X
F	E	N	Q	S	M	B	A	W	S	E	H	A	T	D	E	S	R	K	L
F	T	T	S	E	N	D	A	R	E	S	R	N	P	K	N	S	I	A	W
S	U	R	O	W	P	I	L	U	G	V	P	E	B	J	I	O	G	I	R
E	S	Y	L	R	N	V	T	P	Q	E	F	S	B	A	N	R	H	A	H
E	P	W	B	P	H	I	Q	Z	U	X	P	A	G	K	G	S	T	O	A
M	I	N	U	I	M	P	O	S	S	I	B	L	E	Z	E	D	E	R	B
L	E	Q	K	V	M	A	Y	C	Y	W	U	T	J	Y	B	D	N	A	I
Y	B	W	L	V	X	R	D	R	L	E	W	S	M	I	L	E	E	N	T
X	K	Q	H	W	O	B	B	L	E	Y	O	N	L	J	F	W	D	G	U
G	U	G	B	R	A	I	N	Y	P	O	P	R	I	A	S	L	V	E	A
S	D	R	M	B	R	Y	E	D	T	A	L	S	L	D	S	X	D	S	L

SEED, FRIGHTENED, COUNTRY, CALLOUS, IMPOSSIBLE, WOBBLE, BRAINY,
GLISTENING, OWE, LOOSE, SMILE, PLANES, PHONE, HOUSES, DARE, SEEMLY,
ORANGES, SCISSORS, TRUE, YEAR, COURAGEOUS, OSSIFIED, HABITUAL

Y	E	O	C	H	I	P	I	G	S	E	R	B	Z	P	O	T	I	K
O	H	B	O	Q	U	I	L	T	T	C	S	I	Z	Y	N	S	V	Q
U	O	U	A	Y	U	C	A	M	T	M	D	P	F	K	D	X	B	A
T	M	E	S	S	M	W	H	M	W	F	A	R	T	S	H	T	I	D
H	E	Y	T	C	X	F	G	L	K	I	K	H	I	R	U	L	R	D
F	L	W	W	O	N	D	E	R	F	U	L	Q	C	N	M	X	D	T
U	Y	K	G	N	M	N	F	Z	E	Z	J	C	K	X	D	W	S	H
L	E	O	U	S	I	Y	T	U	B	N	N	H	E	C	R	X	Z	G
L	E	A	N	I	Z	U	B	Q	O	G	V	N	T	F	U	K	D	L
Z	S	B	D	S	L	Q	E	W	I	L	P	Q	L	A	M	K	S	J
I	M	F	J	T	G	V	T	A	S	T	E	S	P	L	O	T	E	J
U	G	P	A	T	H	E	T	I	C	O	P	K	N	S	Z	I	W	N
E	O	O	I	H	B	U	E	F	X	W	I	A	K	E	Q	G	J	J
A	T	T	E	M	P	T	R	L	A	R	I	T	B	Z	W	Z	B	V
H	H	W	R	A	W	Y	B	Y	O	I	X	E	V	P	P	L	O	T
D	E	F	I	A	N	T	O	Y	E	G	W	G	H	O	H	D	H	N
V	L	J	L	Z	M	F	L	Z	E	G	S	R	O	O	T	B	Q	O
A	G	L	I	W	E	X	Z	D	J	L	X	W	E	O	F	H	H	X
H	E	L	P	F	U	L	E	J	P	E	P	L	B	K	M	X	X	J

PATHETIC, CONSIST, ATTEMPT, PIGS, FALSE, FLY, LEAN, HUMDRUM, SKATE, HOMELY, BIRDS, YOUTHFUL, FAR, TASTE, QUILT, PLOT, DEFIANT, WONDERFUL, BETTER, WRIGGLE, COAST, HELPFUL, TICKET

I	F	Y	S	K	M	N	B	K	D	W	R	M	A	C	A	B	R	E	M
P	M	V	N	J	L	R	E	P	E	A	T	N	Z	N	U	L	P	A	Z
R	N	U	M	G	I	P	A	I	N	F	U	L	Q	V	W	B	T	D	N
J	A	L	J	W	U	J	V	F	H	C	T	O	W	G	K	E	Y	S	O
O	E	J	T	D	S	Z	E	A	D	H	E	S	I	V	E	R	F	P	D
R	J	K	I	R	D	S	S	S	H	V	E	Z	M	B	G	R	Y	B	U
M	A	R	T	Y	G	B	T	P	I	V	O	P	I	K	H	Y	Y	D	R
V	X	C	K	N	U	D	G	R	S	Y	D	E	A	R	I	X	U	J	J
S	Q	U	E	A	K	A	P	O	S	P	Q	K	B	L	V	F	Y	F	Y
H	X	C	K	U	Z	F	J	F	I	C	U	M	B	E	R	S	O	M	E
V	J	A	M	S	I	F	O	U	N	P	L	M	F	G	I	F	T	E	D
Y	E	P	E	X	N	Y	K	S	G	B	K	W	L	A	D	V	R	P	L
S	N	N	O	W	C	Q	I	E	A	E	G	V	S	E	L	J	S	M	S
W	O	P	V	A	C	U	O	U	S	S	O	B	O	T	W	I	S	Q	L
X	Q	D	Z	Y	W	X	Y	I	S	C	T	L	R	E	P	L	Y	Q	I
G	J	R	S	U	C	A	N	I	M	A	L	B	D	S	I	A	Y	A	P
M	S	E	M	X	W	E	K	U	E	P	U	U	I	F	O	B	X	D	P
S	J	S	U	L	T	F	L	O	W	E	V	Y	D	D	E	B	O	Z	E
O	X	S	O	W	Y	M	V	H	O	T	G	Q	V	P	O	F	O	I	R
A	J	X	R	R	H	K	A	G	E	V	U	K	Q	B	G	Y	O	K	Y

REPLY, SORDID, ANIMAL, HISSING, ESCAPE, SQUEAK, DEAR, ZINC, CUMBERSOME, DAFFY, BERRY, MACABRE, GIFTED, FLOW, REPEAT, VEST, VACUOUS, DRY, ADHESIVE, SLIPPERY, DRESS, PAINFUL, PROFUSE

Solutions

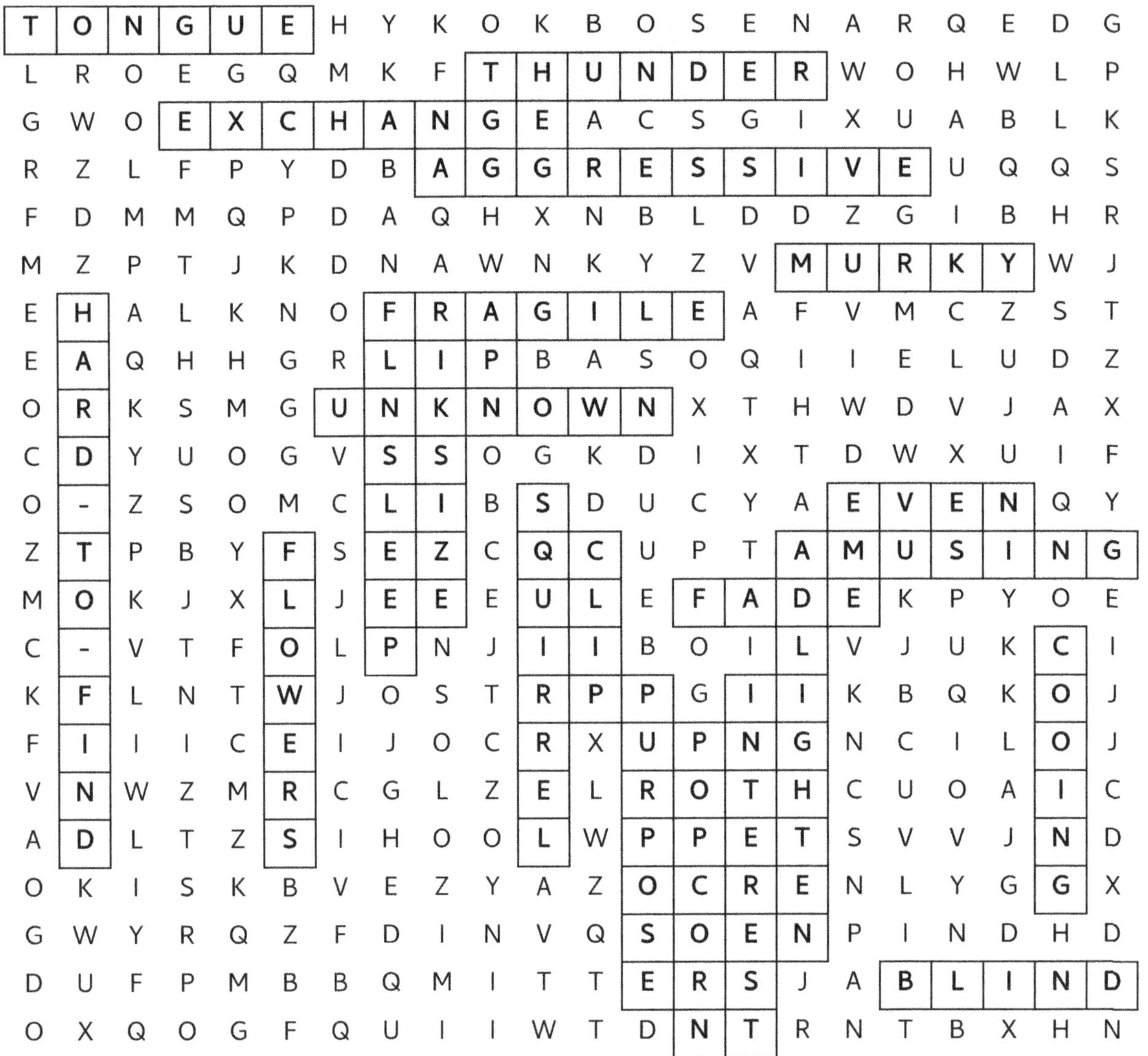

SIZE, UNKNOWN, AGGRESSIVE, CLIP, FRAGILE, FLOWERS, AMUSING, FADE, INTEREST, COOING, LIP, MURKY, HARD-TO-FIND, EXCHANGE, THUNDER, SQUIRREL, BLIND, LIGHTEN, PURPOSE, POPCORN, SLEEP, TONGUE, EVEN

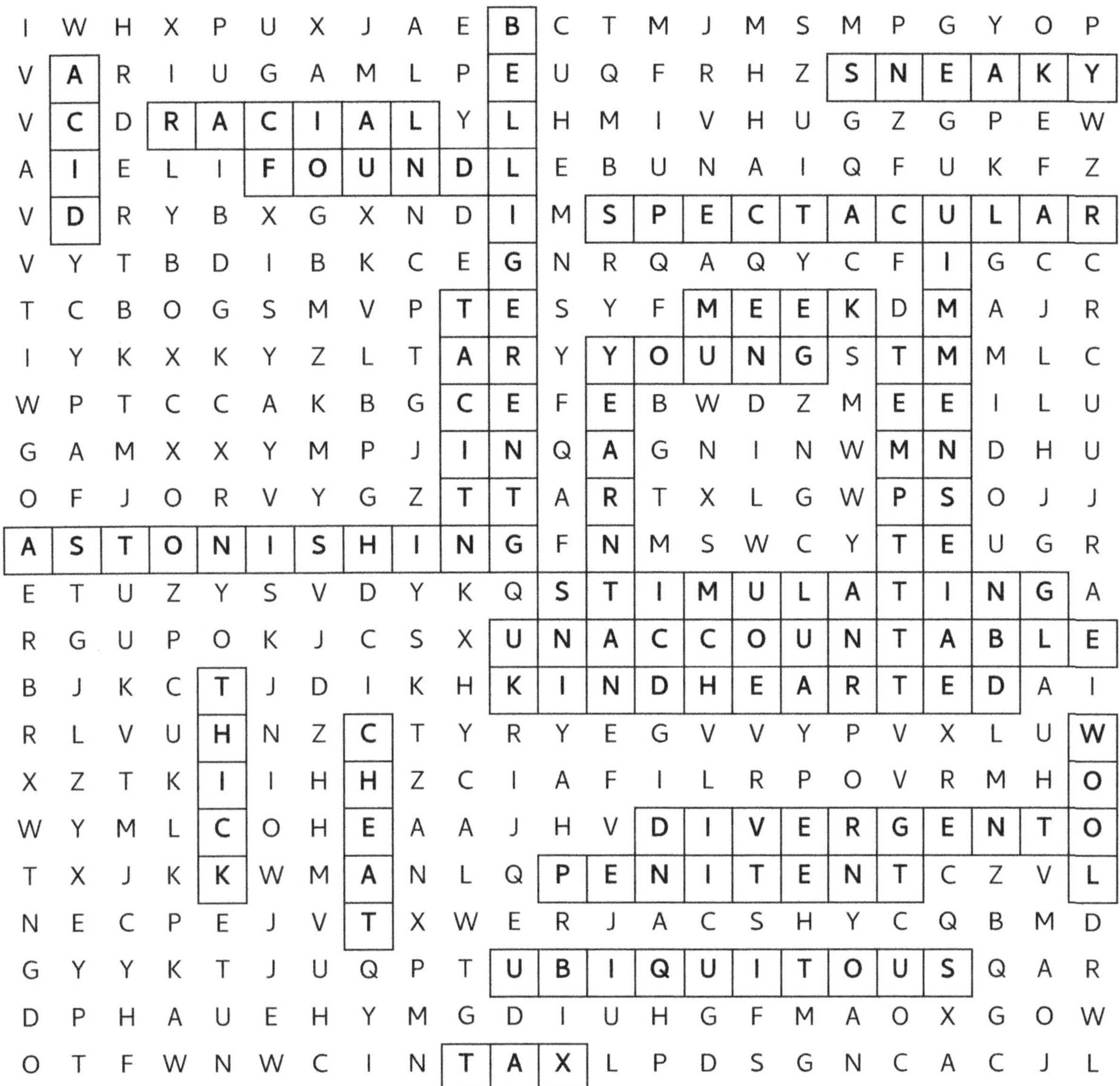

WOOL, ASTONISHING, SPECTACULAR, IMMENSE, THICK, SNEAKY, BELLIGERENT, UBIQUITOUS, STIMULATING, TACIT, MEEK, KINDHEARTED, CHEAT, UNACCOUNTABLE, TEMPT, YOUNG, EARN, DIVERGENT, ACID, TAX, FOUND, RACIAL, PENITENT

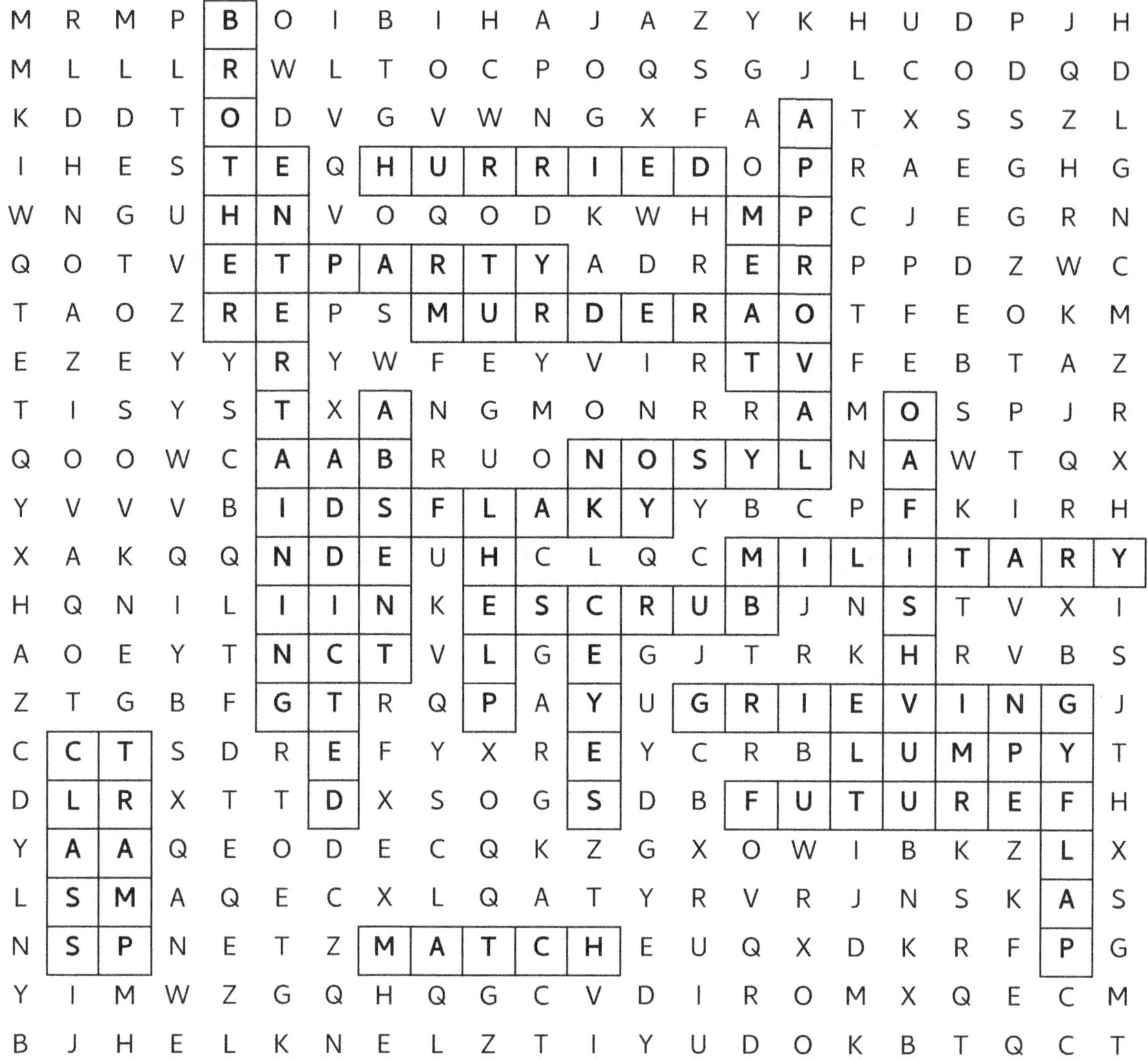

ABSENT, FUTURE, FLAKY, SCRUB, FLAP, EYES, HELP, LUMPY, TRAMP, APPROVAL, NOSY, MURDER, ENTERTAINING, CLASS, MEAT, GRIEVING, PARTY, MATCH, OAFISH, MILITARY, HURRIED, ADDICTED, BROTHER

C C L D W F Q M T N Q U I L L F Y R O W

W D J L K U T Q E G K T X X K R S I Y L

M A R A D J D A N Z G P H D Z A U C P T

Z O Y W F O X B S D I U O W P I Y Q S Z

Z U Y N U H A M E R O A D P O L S J D X

P P H P M A B O U N D I N G Z O Y G J P

A Q E V B Y L R Y J P O Q C N N G L U Q

I H A G L E A K D Q D J O W B Z P E S J

L C T W I L Z L R F E B G I X T D M E E

O E W V N L E O B H J S W I T C H Y L G

N X F Y G E D U C A T E D A O G A D E W

V H A D W S M J F G S T D C V K H P S Z

O N G E N T L E R D P X K L S Y E P S F

B X P I C K L E I L R P Y A X U A D W U

S W F U F K J Y O N A D H I F Q D K L Z

V H S L E E P Y A D Y F N M C V H K F Z

I F R E M A R K A B L E C F X X I K I Y

R F P P F D G M O O Z A Z H Z J C C F X

A U N R A S T R A P J W I U B W Y G V A

C H I K Z S A J I R E M I N D O X I B Y

HEAT, REMIND, SWITCH, ABOUNDING, AHEAD, REMARKABLE, YELL, EDUCATED, PAIL, QUILL, PICKLE, STRAP, USELESS, SPRAY, ROAD, SLEEPY, ABLAZE, TENSE, GENTLE, CLAIM, FUMBLING, FUZZY, FRAIL

O	F	H	Y	R	O	M	Z	H	A	N	D	S	O	M	E	L	Y	X	D
O	J	T	A	W	O	B	N	O	X	I	O	U	S	X	A	F	N	E	I
F	Y	Z	S	M	N	E	D	E	L	I	G	H	T	F	U	L	L	R	X
R	Y	B	U	T	T	E	R	M	O	S	T	R	W	F	C	N	R	T	X
W	F	J	I	D	O	L	N	O	P	O	C	U	L	T	U	R	E	D	Z
W	X	S	U	G	Q	A	Q	L	R	B	I	L	L	O	W	Y	Q	D	F
S	N	M	F	F	W	N	H	A	O	A	F	M	U	R	E	M	U	E	W
Z	M	O	L	T	D	D	Y	P	D	G	M	C	K	V	V	S	E	L	U
C	N	C	X	W	B	U	O	P	U	R	P	G	Q	W	X	C	S	I	K
M	E	R	C	I	F	U	L	R	C	E	X	C	X	S	Z	O	T	R	D
X	S	C	I	E	N	C	E	O	E	E	J	A	O	M	N	U	C	I	U
C	M	Y	I	T	S	L	R	V	V	A	R	L	A	H	C	N	I	O	G
W	P	Q	T	O	D	R	U	E	M	B	V	C	F	R	E	S	H	U	J
S	L	B	P	R	L	Y	A	G	A	L	Q	U	D	B	I	J	G	S	O
Z	R	U	R	P	Y	V	D	D	X	E	N	L	D	N	R	J	T	G	Q
B	X	S	I	I	L	Y	S	O	U	P	W	A	N	V	B	E	Y	E	E
I	Q	R	N	D	X	W	G	R	E	A	T	T	B	W	T	T	G	O	Y
B	W	T	T	E	V	O	C	Y	W	R	S	E	U	P	I	G	J	C	P
Z	S	C	A	T	T	E	R	E	D	R	M	Q	V	A	R	E	Z	V	J
C	I	P	W	P	I	B	E	D	S	U	Q	R	S	O	W	N	P	S	O

GREAT, SOUP, TORPID, UTTERMOST, LAND, CULTURED, PIG, PRODUCE, DELIRIOUS, BEDS, APPROVE, SCIENCE, DELIGHTFUL, AGREEABLE, HANDSOMELY, CALCULATE, OBNOXIOUS, MERCIFUL, REQUEST, BILLOWY, SCATTERED, PRINT, FRESH

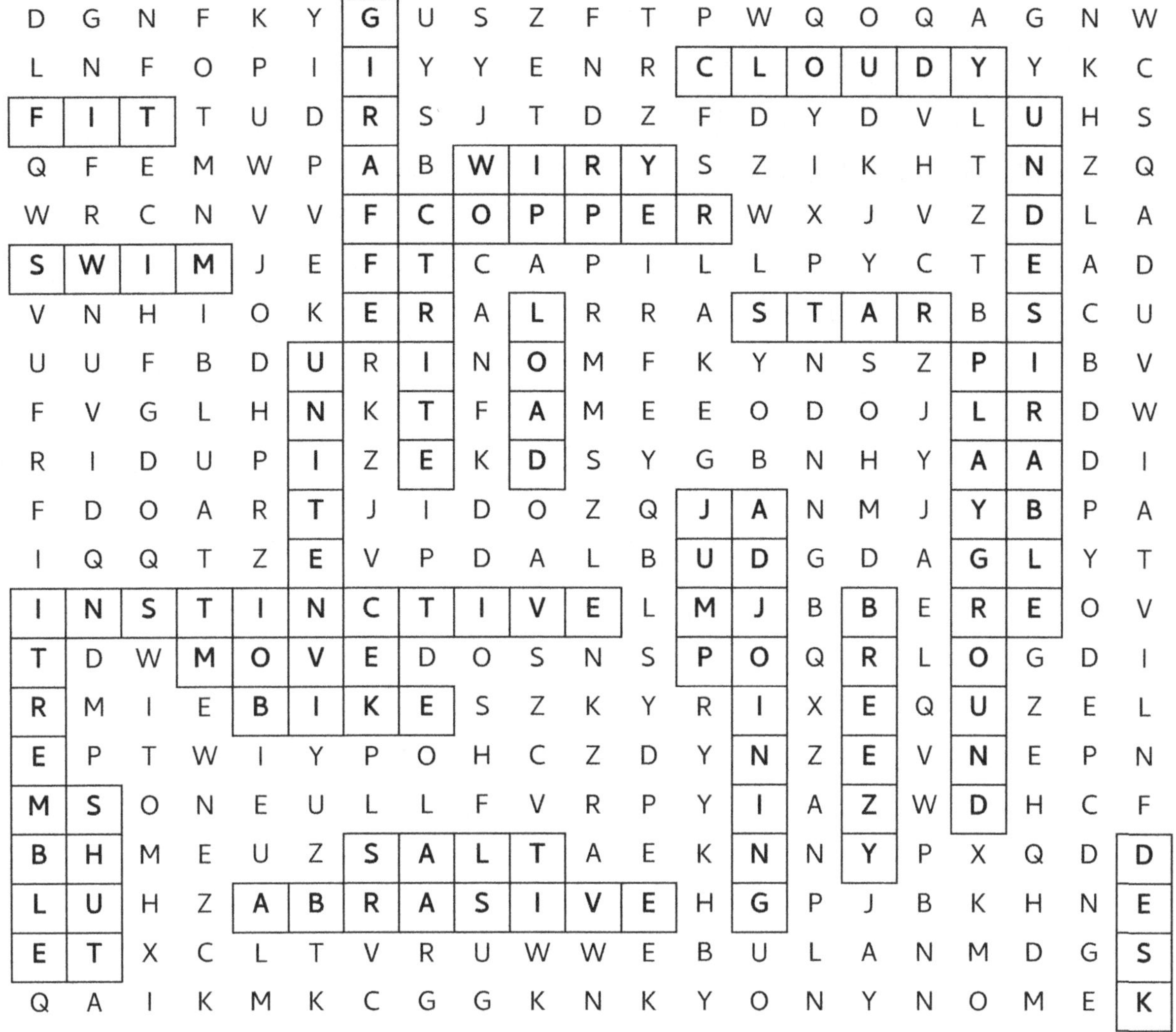

JUMP, TRITE, ADJOINING, PLAYGROUND, CLOUDY, UNDESIRABLE, STAR, INSTINCTIVE, COPPER, BIKE, BREEZY, WIRY, SWIM, SALT, ABRASIVE, DESK, SHUT, GIRAFFE, FIT, MOVE, UNITE, LOAD, TREMBLE

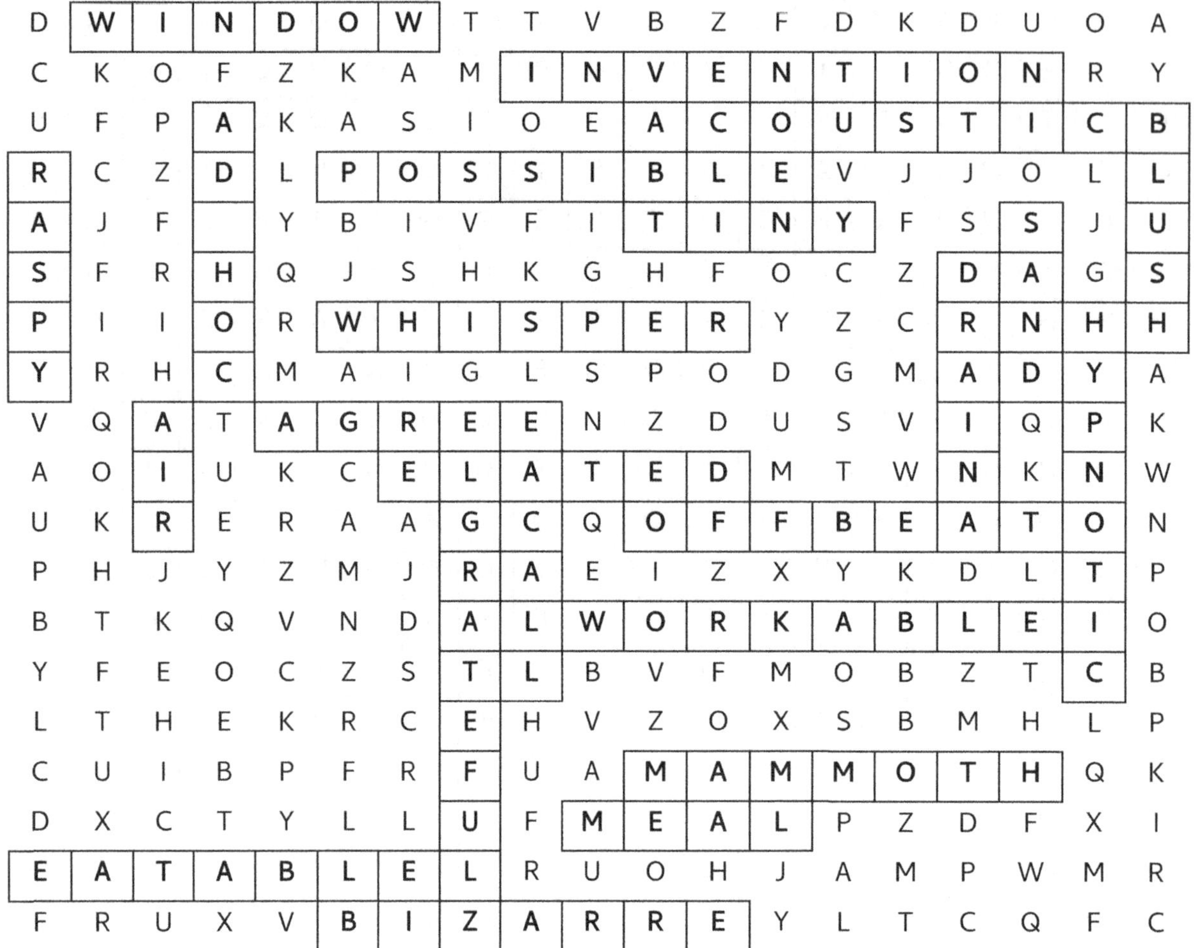

POSSIBLE, RASPY, GRATEFUL, HYPNOTIC, WORKABLE, AGREE, EATABLE, BIZARRE, AD HOC, CALL, MAMMOTH, ACOUSTIC, OFFBEAT, DRAIN, WINDOW, MEAL, TINY, ELATED, BLUSH, SAND, WHISPER, AIR, INVENTION

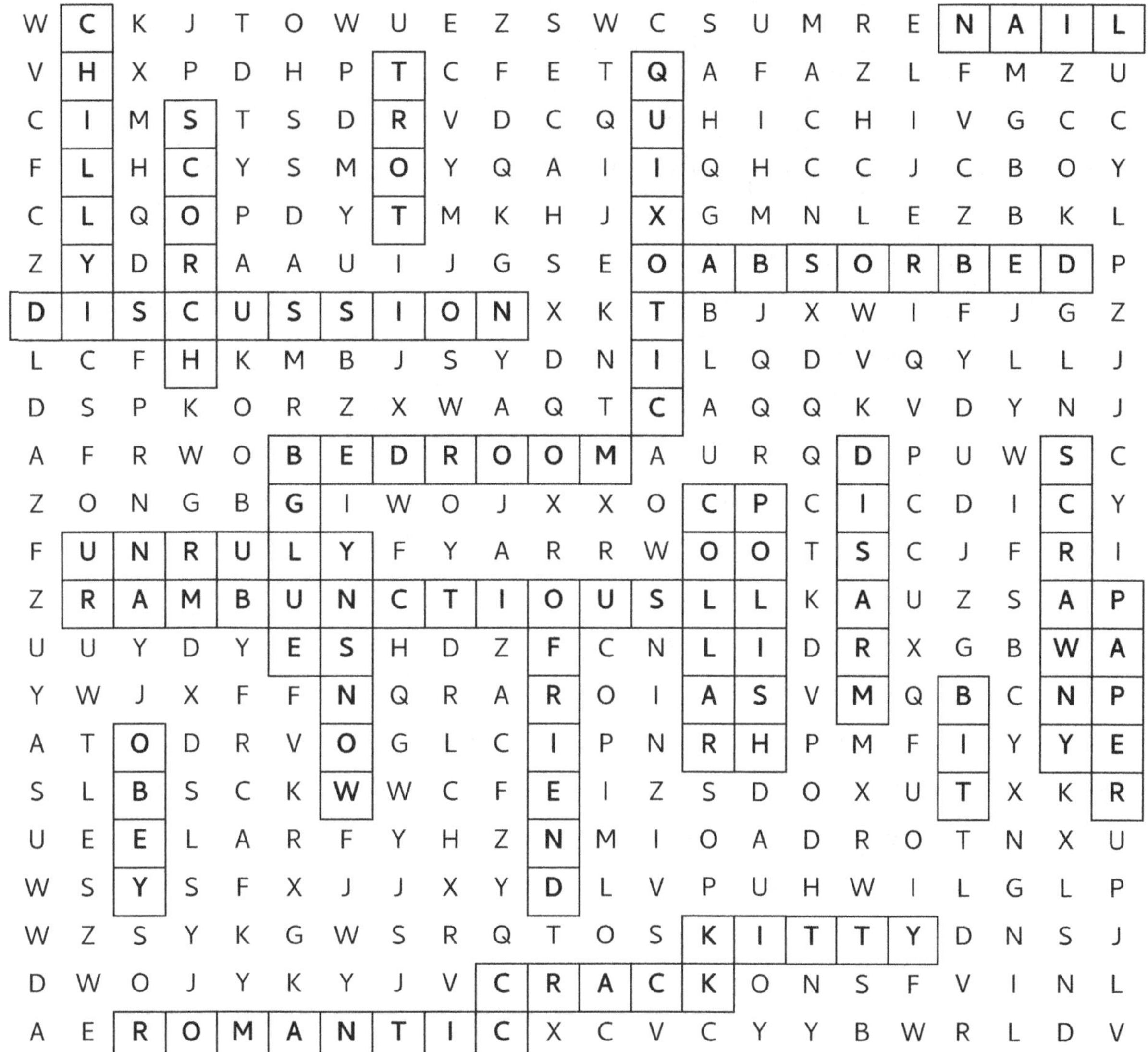

PAPER, SNOW, POLISH, UNRULY, TROT, OBEY, ABSORBED, CHILLY, DISARM, NAIL, CRACK, FRIEND, GLUE, SCRAWNY, QUIXOTIC, ROMANTIC, DISCUSSION, BIT, COLLAR, BEDROOM, SCORCH, KITTY, RAMBUNCTIOUS

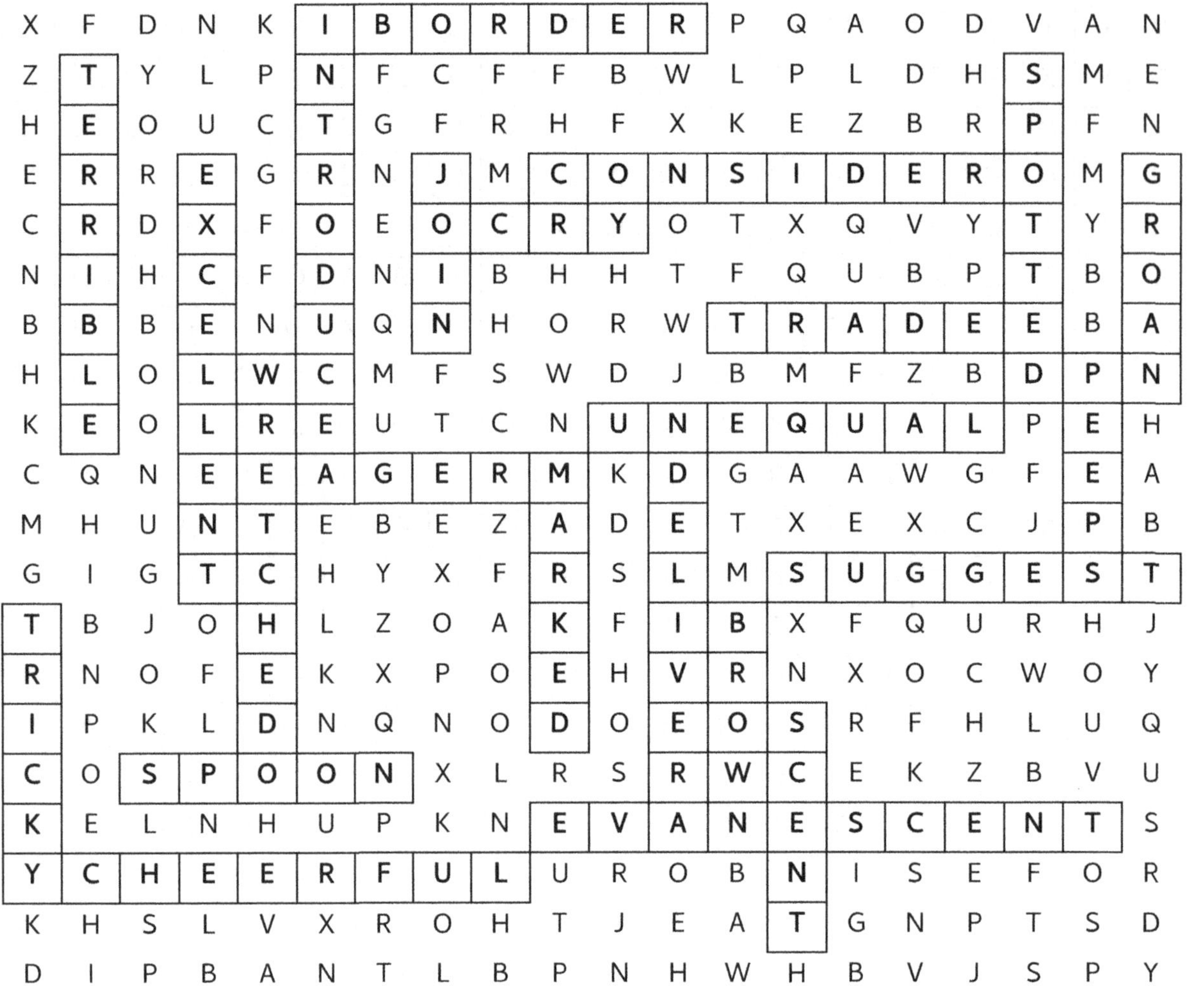

EVANESCENT, GROAN, MARKED, EAGER, SUGGEST, PEEP, BORDER, UNEQUAL, JOIN, CONSIDER, WRETCHED, CHEERFUL, TRICKY, SPOON, TRADE, CRY, BROWN, SCENT, TERRIBLE, EXCELLENT, DELIVER, INTRODUCE, SPOTTED

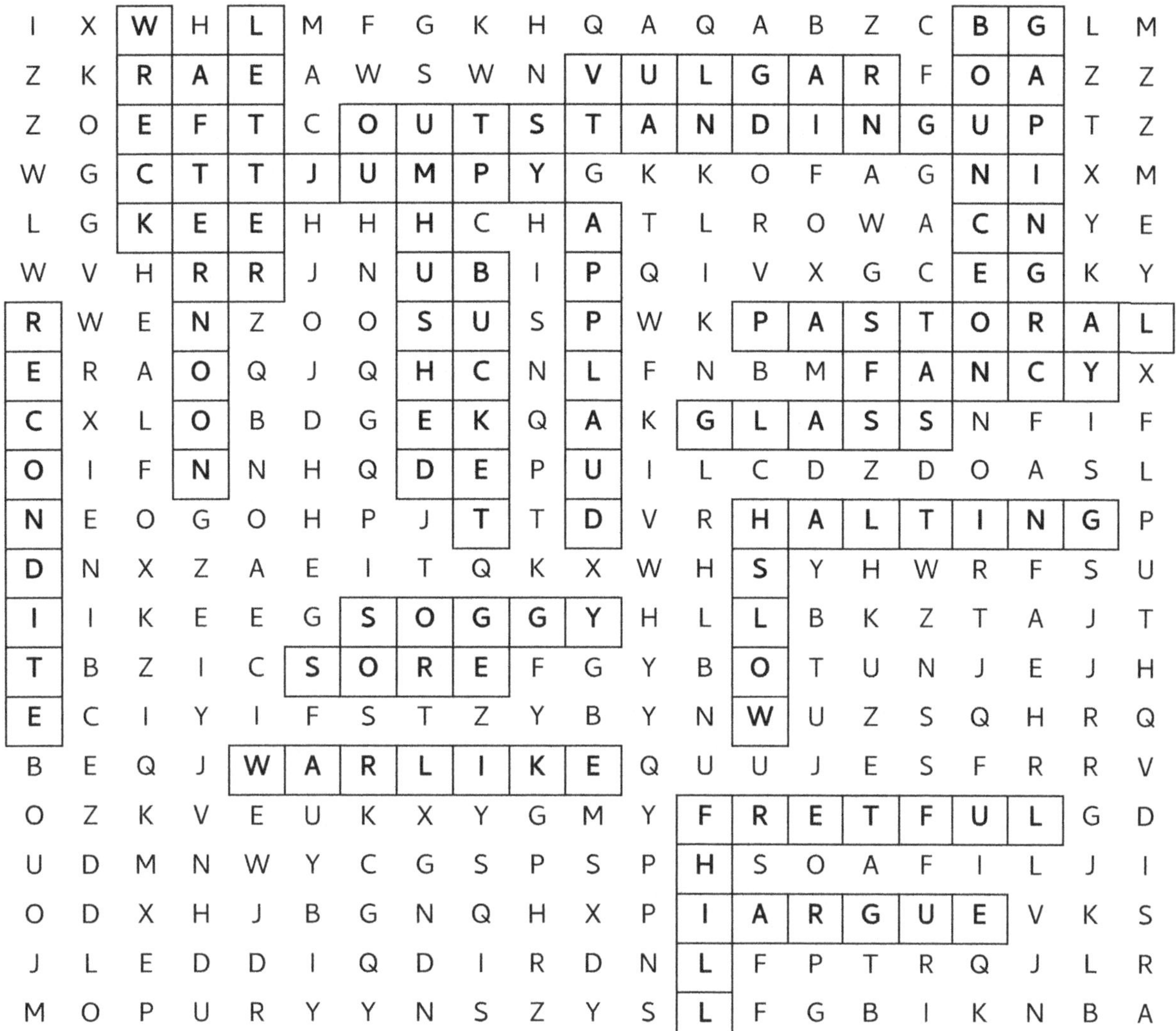

PASTORAL, ARGUE, HALTING, FRETFUL, AFTERNOON, GAPING, JUMPY, FANCY, RECONDITE, WRECK, SOGGY, LETTER, WARLIKE, APPLAUD, BOUNCE, SLOW, VULGAR, HUSHED, OUTSTANDING, GLASS, BUCKET, SORE, HILL

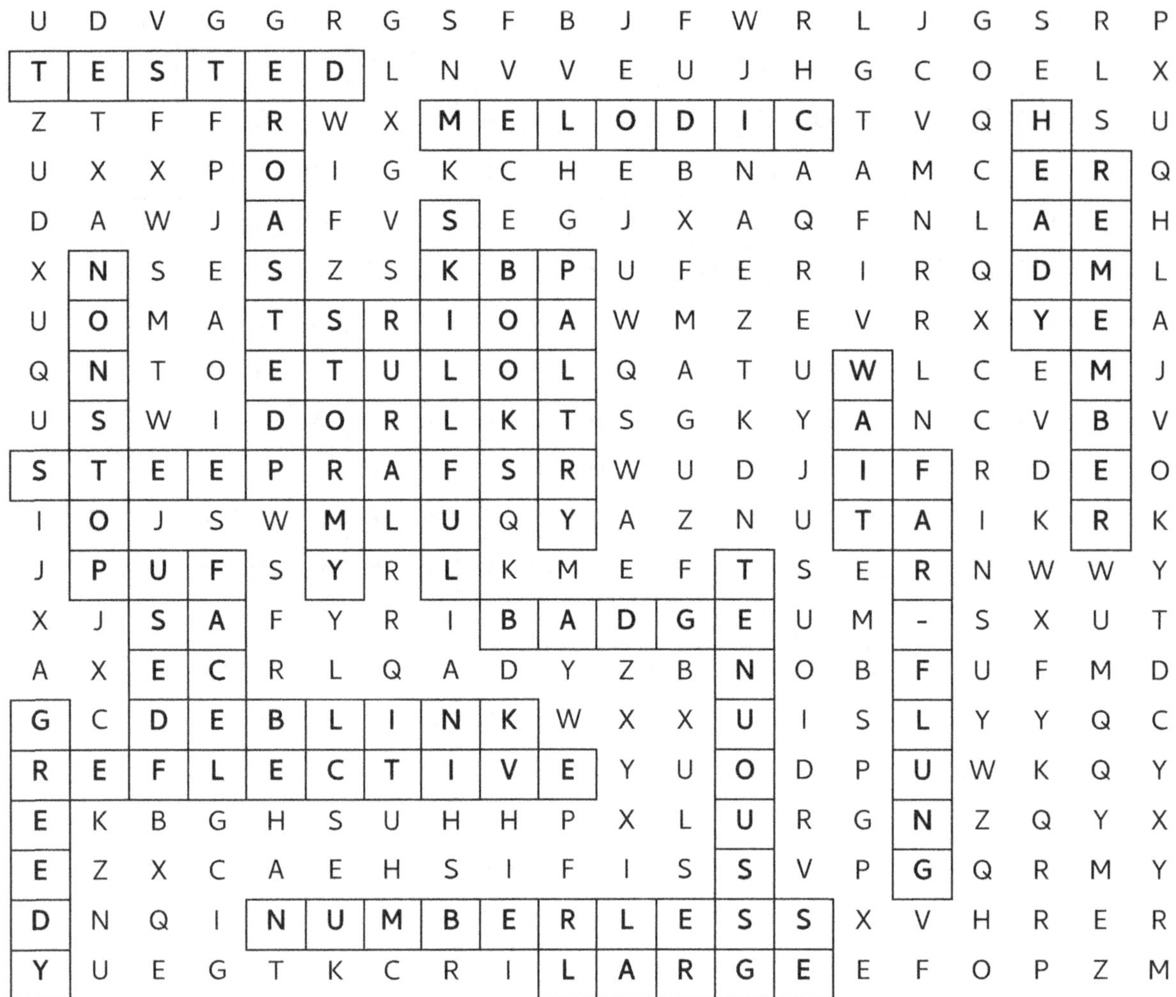

HEADY, BLINK, STEEP, FAR-FLUNG, TESTED, STORMY, ROASTED, SKILLFUL, REMEMBER, REFLECTIVE, RURAL, GREEDY, FACE, MELODIC, USED, LARGE, WAIT, PALTRY, BADGE, NONSTOP, TENUOUS, BOOKS, NUMBERLESS

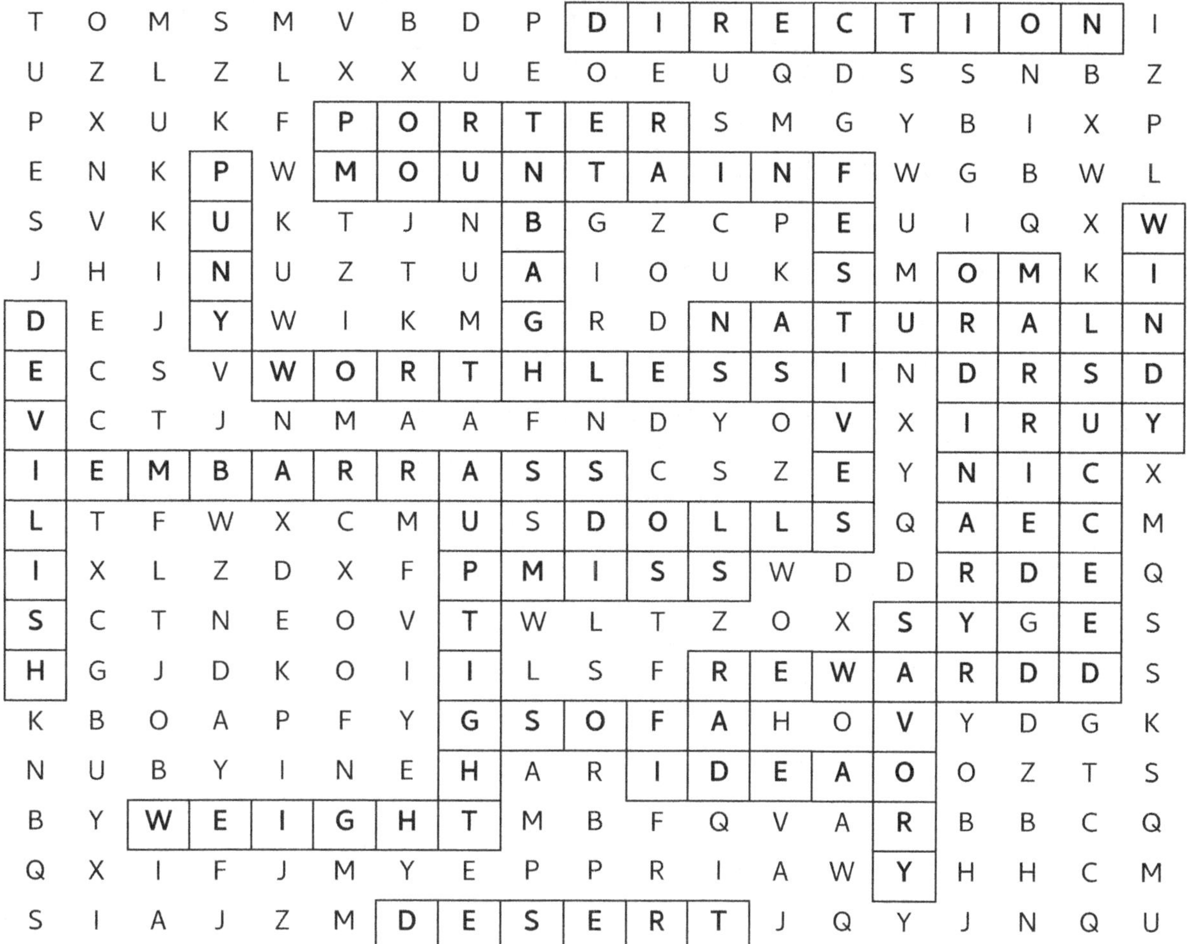

BAG, EMBARRASS, WEIGHT, DESERT, UPTIGHT, PORTER, WINDY, DIRECTION, NATURAL, DOLLS, IDEA, ORDINARY, SAVORY, MISS, SOFA, WORTHLESS, PUNY, DEVILISH, REWARD, MARRIED, SUCCEED, FESTIVE, MOUNTAIN

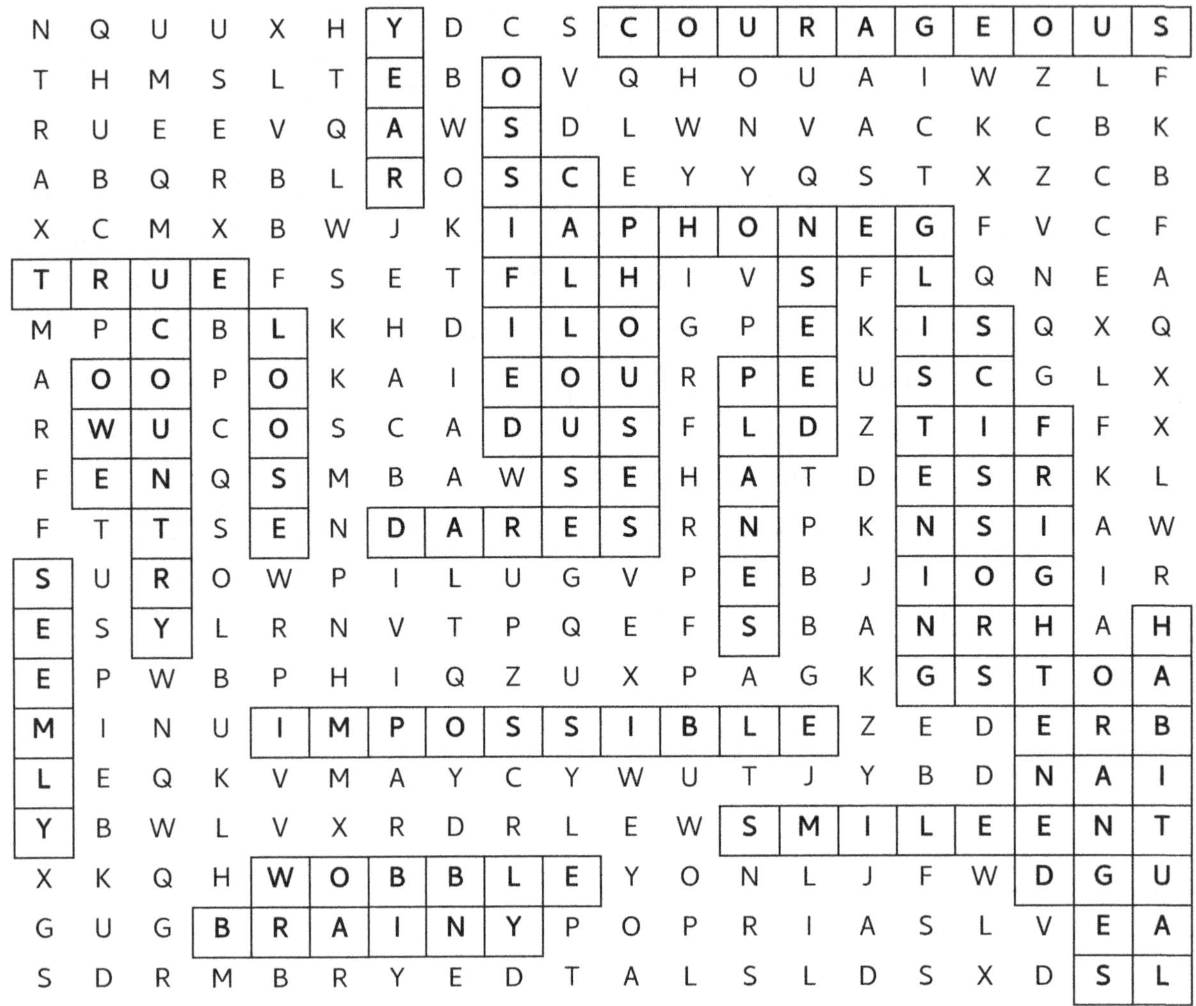

SEED, FRIGHTENED, COUNTRY, CALLOUS, IMPOSSIBLE, WOBBLE, BRAINY, GLISTENING, OWE, LOOSE, SMILE, PLANES, PHONE, HOUSES, DARE, SEEMLY, ORANGES, SCISSORS, TRUE, YEAR, COURAGEOUS, OSSIFIED, HABITUAL

Y E O C H I P I G S E R B Z P O T I K
O H B O Q U I L T T C S I Z Y N S V Q
U O U A Y U C A M T M D P F K D X B A
T M E S S M W H M W F A R T S H T I D
H E Y T C X F G L K I K H I R U L R D
F L W W O N D E R F U L Q C N M X D T
U Y K G N M N F Z E Z J C K X D W S H
L E O U S I Y T U B N N H E C R X Z G
L E A N I Z U B Q O G V N T F U K D L
Z S B D S L Q E W I L P Q L A M K S J
I M F J T G V T A S T E S P L O T E J
U G P A T H E T I C O P K N S Z I W N
E O O I H B U E F X W I A K E Q G J J
A T T E M P T R L A R I T B Z W Z B V
H H W R A W Y B Y O I X E V P P L O T
D E F I A N T O Y E G W G H O H D H N
V L J L Z M F L Z E G S R O O T B Q O
A G L I W E X Z D J L X W E O F H H X
H E L P F U L E J P E P L B K M X X J

PATHETIC, CONSIST, ATTEMPT, PIGS, FALSE, FLY, LEAN, HUMDRUM, SKATE,
HOMELY, BIRDS, YOUTHFUL, FAR, TASTE, QUILT, PLOT, DEFIANT, WONDERFUL,
BETTER, WRIGGLE, COAST, HELPFUL, TICKET

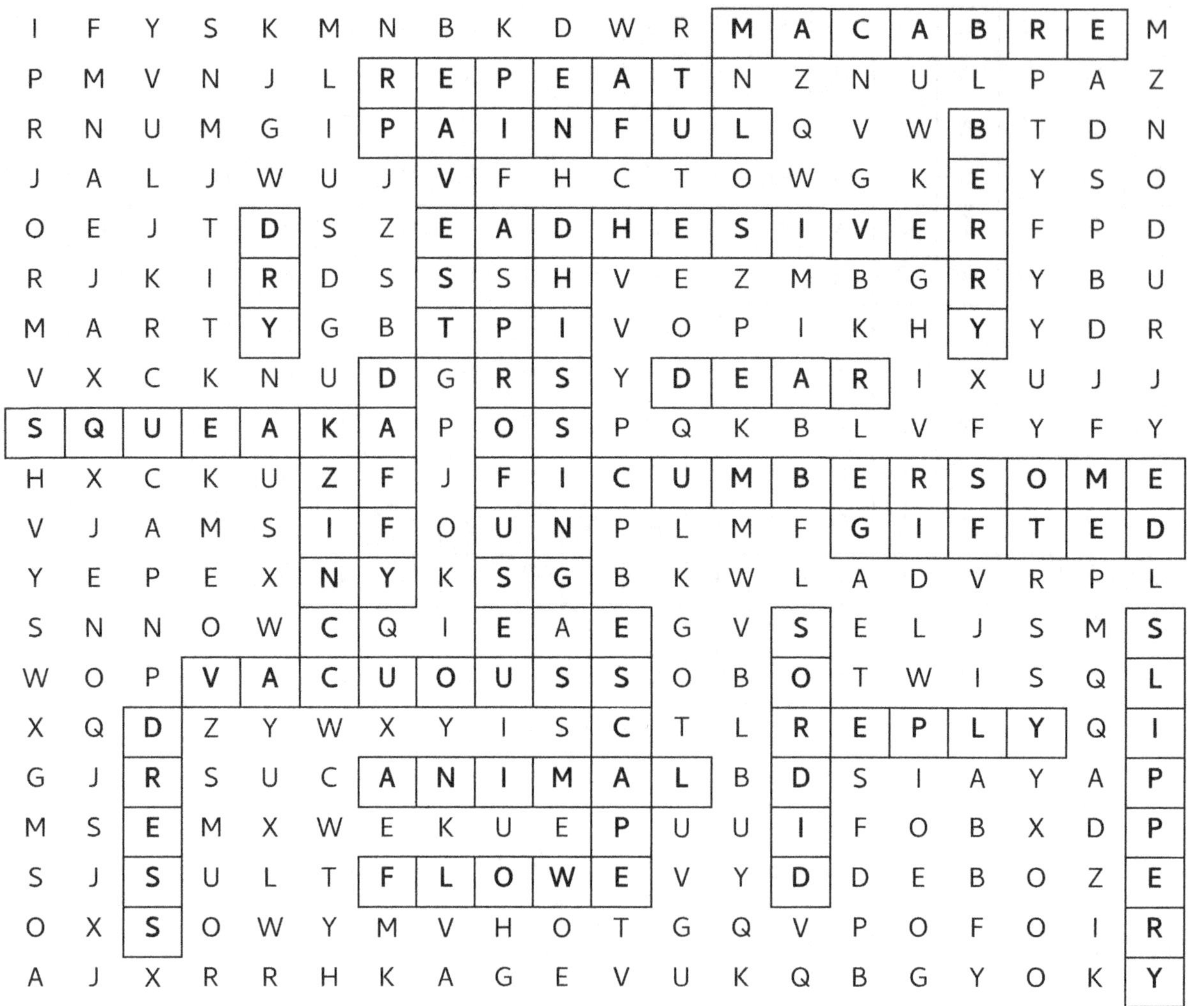

REPLY, SORDID, ANIMAL, HISSING, ESCAPE, SQUEAK, DEAR, ZINC, CUMBERSOME,
DAFFY, BERRY, MACABRE, GIFTED, FLOW, REPEAT, VEST, VACUOUS, DRY,
ADHESIVE, SLIPPERY, DRESS, PAINFUL, PROFUSE

WORD SCRMABLE

ahilotsp = _______________	ytfin = _______________	eesdir = _______________
lrosaguru = _______________	rta = _______________	mra = _______________
iyhlcsap = _______________	tnu = _______________	turts = _______________
epecry = _______________	amshs = _______________	dtamana = _______________
arw = _______________	ndwiow = _______________	rcttata = _______________
fsredni = _______________	zrbiear = _______________	aidmer = _______________
apgrrmo = _______________	somurouh = _______________	idlqiu = _______________
yapl = _______________	odslruuci = _______________	cinieilbnv = _______________
tertle = _______________	nangeicnht = _______________	rlyunu = _______________
eoosiapgl = _______________	acesh = _______________	tdssaftae = _______________
paeeucfl = _______________	opst = _______________	dre = _______________
swtir = _______________	trteteamn = _______________	tif = _______________
residgea = _______________	wosl = _______________	patku = _______________
alenr = _______________	poas = _______________	estanlpa = _______________
erchag = _______________	kwnnnuo = _______________	etirdps = _______________
enpigwhirs = _______________	tnhu = _______________	rtoo = _______________
atfrugle = _______________	sevarmolu = _______________	dllo = _______________
lfla = _______________	iretd = _______________	ragdge = _______________
rmfo = _______________	yguochr = _______________	teadhr = _______________
gtsdeuisd = _______________	nchgoisk = _______________	tciyalp = _______________
obestleo = _______________	gsogy = _______________	lsylme = _______________
tglih = _______________	tillapoic = _______________	cnuto = _______________
ayd = _______________	asoriuv = _______________	dleubo = _______________
znodek = _______________	pnurmsoiosia = _______________	rurosest = _______________
deimrra = _______________	fleuimcr = _______________	eilf = _______________
iehgwt = _______________	maalr = _______________	btsnvaero = _______________
laombnra = _______________	slfcueuscs = _______________	attr = _______________
oirtmaac = _______________	itanmteeesrdv = _______________	

sucetsp = _______________

cstao = _______________

oysni = _______________

dtinsnga = _______________

sirerusp = _______________

ylf = _______________

acrreot = _______________

bahet = _______________

oesevclis = _______________

leredly = _______________

rumctuiabnos = _______________

ytuipp = _______________

URTE = _______________

aeduuenlq = _______________

srsbmaera = _______________

aglneet = _______________

tyirduns = _______________

szyte = _______________

dyaer = _______________

etders = _______________

nkbroe = _______________

logmer-tn = _______________

ngba = _______________

rgeidb = _______________

uelg = _______________

actr = _______________

upjm = _______________

oodw = _______________

atnk = _______________

peag = _______________

besd = _______________

ittlel = _______________

aerlbm = _______________

gba = _______________

eufncdos = _______________

yulrb = _______________

imenlb = _______________

emsrat = _______________

dloyg = _______________

lseoemsh = _______________

rtsbu = _______________

viedece = _______________

srtaw = _______________

kaiel = _______________

add = _______________

ranit = _______________

pehryz = _______________

baerv = _______________

ndo = _______________

deiusto = _______________

ulauuns = _______________

tcear = _______________

nstya = _______________

ediug = _______________

elslm = _______________

ojbcet = _______________

nczi = _______________

edra = _______________

spahe = _______________

cie = _______________

llmsa = _______________

ngol = _______________

undof = _______________

afclsouial = _______________

dosa = _______________

rthu = _______________

lsauiqd = _______________

sgtrihoue = _______________

rptsa = _______________

ssatuocci = _______________

trmltsiiacaie = _______________

eeratlit = _______________

atrp = _______________

skaesn = _______________

gyran = _______________

etiovl = _______________

erscse = _______________

tktnoy = _______________

ofdo = _______________

tescsnaub = _______________

icbrsede = _______________

tdbou = _______________

edbliincer = _______________

yurb = _______________

rhooisb = _______________

eamrc = _______________

siurocu = _______________

amrw = _______________

rhash = _______________

cfeetlr = _______________

tporpus = _______________

hwletay = _______________

ruargle = _______________

udfonrwle = _______________

trto = _______________

aeprlce = _______________

lcip = _______________

dfacitnaes = _______________

pti = _______________

hecss = _______________

gpi = _______________

posferu = _______________

ainft = _______________

mcire = _______________

gvlrau = _______________

opnegs = _______________

rternu = _______________

odeuoscr = _______________

einxlpa = _______________

ugsinogtse = _______________

fiber = _______________

keme = _______________

eurl = _______________

kctueb = _______________

zrbae = _______________

idsrbuttiino = _______________

traernp = _______________

treov = _______________

rcuve = _______________

nrai = _______________

sod-hncnead = _______________

lclora = _______________

eark = _______________

sfsyiniatg = _______________

dxfei = _______________

nietentp = _______________

ldoc = _______________

eky = _______________

ttnkise = _______________

resevrep = _______________

yjeon = _______________

wekdsial = _______________

erapte = _______________

leest = _______________

ootb = _______________

iicotnodn = _______________

etvnii = _______________

hiar = _______________

ipoons = _______________

auscpcroii = _______________

ralut = _______________

hoers = _______________

mtael = _______________

setm = _______________

uiqsboutui = _______________

opekct = _______________

bkoso = _______________

teerpm = _______________

sentuoruvda = _______________

naocgir = _______________

nkpsaigtina = _______________

buiniglld = _______________

asotsruisd = _______________

bigl = _______________

mlesnsdi = _______________

eshcee = _______________

eattdn = _______________

kcirt = _______________

coksh = _______________

cnteis = _______________

thsgni = _______________

enp = _______________

clahmeci = _______________

nmandue = _______________

mdnier = _______________

utsd = _______________

emantag = _______________ roupg = _______________ elfsjylhi = _______________

aaclippne = _______________ eret = _______________ sentc = _______________

x-ary = _______________ uotntafer = _______________ weihn = _______________

nrbegine = _______________ slfwesla = _______________ ostnoipi = _______________

owlflo = _______________ catiemjs = _______________ raateegxr-l = _______________

utlteec = _______________ ahpe = _______________ ofrk = _______________

afr = _______________ tebaksllab = _______________ irtpof = _______________

seadh = _______________ aepr = _______________ nancunoe = _______________

gof = _______________ esdbunai = _______________ eadi = _______________

delene = _______________ ycawk = _______________ ssegu = _______________

ozo = _______________ crpeuit = _______________ nyup = _______________

eitfbtgin = _______________ easrc = _______________ iplls = _______________

wodnr = _______________ elebr = _______________ acyrr = _______________

ctsa = _______________ ybwarn = _______________ sakm = _______________

nenige = _______________ sohe = _______________ baeashd = _______________

sramce = _______________ osheus = _______________ kpra = _______________

xrela = _______________ csexeu = _______________ iumten = _______________

bxaimol = _______________ owt = _______________ grsua = _______________

euaddgr = _______________ lsemip = _______________ ndopetmeelv = _______________

mteaptt = _______________ aerrdy = _______________ oolifsh = _______________

sibek = _______________ ilen = _______________ cocemnio = _______________

fyilht = _______________ d caoh = _______________ tnrgoara = _______________

rlubme = _______________ olbt = _______________ etamy = _______________

asytt = _______________ estrar = _______________ iicatdcd = _______________

ruoepsvi = _______________ uddbesu = _______________ hrete = _______________

dcsneo = _______________ ploatim = _______________ tcrohailre = _______________

rofdaf = _______________ ducrtelte = _______________ preupl = _______________

lfiehss = _______________ toh = _______________

lsseefra = _______________ ayhnd = _______________ sahdeomn = _______________

cuosnciso = _______________ cityeahsrl = _______________ ceboun = _______________

htea = _______________ ldiepdso = _______________ eizs = _______________

snvaca = _______________ puc = _______________ vatnesneec = _______________

tnrip = _______________ supre = _______________ nidlb = _______________

grda = _______________ dnpede = _______________ edre = _______________

lil = _______________ erismpo = _______________ eedrcpe = _______________

oannijidg = _______________ petal = _______________ glebon = _______________

evcdai = _______________ eiennlfcu = _______________ eeviulcxs = _______________

kuqiyr = _______________ aynlmow = _______________ zurqat = _______________

aufuoslb = _______________ psteu = _______________ ttaic = _______________

trmlaiea = _______________ ctusac = _______________ uhor = _______________

tmrtuinsne = _______________ tlliugses = _______________ ibidnga = _______________

dda = _______________ rialywa = _______________ cigam = _______________

sitvefe = _______________ nectunoi = _______________ swoc = _______________

fluerwop = _______________ actrioen = _______________ esersacl = _______________

skaicdnqu = _______________ paensl = _______________ dsurab = _______________

inabs = _______________ tgaer = _______________ drkni = _______________

sltherwso = _______________ tnhig = _______________ llchyi = _______________

hyhelat = _______________ ganruceoe = _______________ uhaoyritt = _______________

nginabduo = _______________ veas = _______________ hclot = _______________

tsve = _______________ gcooni = _______________ nreedt = _______________

aelbl = _______________ ejsan = _______________ uiqaatc = _______________

cehariev = _______________ oetushshglt = _______________ islp = _______________

tasnitnudog = _______________ tegidf = _______________ rsdurnuo = _______________

erakthrgnaibe = _______________ aennit = _______________ agedamd = _______________

ntiu = _______________ fheci = _______________ gixeicnt = _______________

aitnfppl = _______________ bmbo = _______________

hgrsu = _______________ bosat = _______________ itetl = _______________

menfair = _______________ oohtt = _______________ uynfn = _______________

ruldfie = _______________ atre = _______________ elrif = _______________

reda = _______________ kysuh = _______________ scsal = _______________

aifrad = _______________ ishw = _______________ rdah = _______________

rsosc = _______________ iieccl = _______________ hacnec = _______________

sgantre = _______________ ertitb = _______________ eceirtp = _______________

ghuaeball = _______________ iryw = _______________ nconetiims = _______________

pvoaetiecor = _______________ inty = _______________ eeshp = _______________

gaet = _______________ cpilke = _______________ heolwesla = _______________

dlwe = _______________ cvoidurpet = _______________ ccruo = _______________

rpocdiie = _______________ rsttee = _______________ uuolsbne = _______________

tuqnbaeiosle = _______________ aasputrpa = _______________ ardme = _______________

anclciy = _______________ naiggp = _______________ yks = _______________

reiat = _______________ eemovr = _______________ laosiimuc = _______________

sseoltsp = _______________ ywdart = _______________ famr = _______________

tertu = _______________ sllirh = _______________ ealrg = _______________

fsifn = _______________ rwidore = _______________ egenr = _______________

ecfrie = _______________ lhwrtfau = _______________ ateksb = _______________

esueezq = _______________ rtiet = _______________ owlg = _______________

itseittfhgd = _______________ gubmfiln = _______________ ircb = _______________

sett = _______________ gorsf = _______________ lubb = _______________

gnhryu = _______________ peoletehn = _______________ tyra = _______________

askhy = _______________ rnucuetp = _______________ oebes = _______________

spohlibeat = _______________ ldsol = _______________ auuisbmgo = _______________

tmmomha = _______________ susseel = _______________ riunej = _______________

lsepl = _______________ vitis = _______________ uhuylfto = _______________

atfl = _______________ nsathc = _______________

rrcscoewa	= _______________	akce	= _______________	lgellai	= _______________
odiencurt	= _______________	yolwlib	= _______________	esrnghtetn	= _______________
eelxpdo	= _______________	ceiphaatt	= _______________	ushpin	= _______________
iunpfal	= _______________	ieslmup	= _______________	ecaht	= _______________
itnsag	= _______________	lybdoo	= _______________	moro	= _______________
eyagrs	= _______________	usreccplata	= _______________	aofs	= _______________
erkamt	= _______________	ectn	= _______________	hsrbu	= _______________
libteagn	= _______________	aemfl	= _______________	hcear	= _______________
iduynt	= _______________	ecrspa	= _______________	plul	= _______________
lwihr	= _______________	eeeasrl	= _______________	dol	= _______________
rufteu	= _______________	vsigsrgeea	= _______________	luqanue	= _______________
yttse	= _______________	recvo	= _______________	dropceu	= _______________
erwnardue	= _______________	fneuatsn	= _______________	npi	= _______________
binlgtus	= _______________	talnsp	= _______________	iwentr	= _______________
ohrn	= _______________	eladp	= _______________	maj	= _______________
msevias	= _______________	tlnieilntge	= _______________	hkoo	= _______________
envai	= _______________	nyciifk	= _______________	sddrteee	= _______________
ockd	= _______________	vaolfr	= _______________	nuiseqot	= _______________
kisp	= _______________	tesel	= _______________	chairvosul	= _______________
frutciutsi	= _______________	rreptpoy	= _______________	athmc	= _______________
ncih	= _______________	oisacltng	= _______________	eertn	= _______________
tiaunshtseci	= _______________	hiwp	= _______________	eresv	= _______________
nehop	= _______________	eswfutal	= _______________	wocr	= _______________
viela	= _______________	potosnn	= _______________	enrvucdeo	= _______________
xtalnetu	= _______________	emhas	= _______________	lgsas	= _______________
uaesc	= _______________	ase	= _______________	leelv	= _______________
drgau	= _______________	hrist	= _______________	pniaqut	= _______________
nenagiittenr	= _______________	dereeg	= _______________		

itrcpace	= ______________	yteriotrr	= ______________	hnoibssb	= ______________
sldnia	= ______________	oothrsthub	= ______________	nawy	= ______________
ebts	= ______________	reseinc	= ______________	veijulen	= ______________
atpr	= ______________	svoitri	= ______________	eccril	= ______________
eainlirsgptt	= ______________	fquteern	= ______________	e-admelwl	= ______________
hatcta	= ______________	mupp	= ______________	araegleeb	= ______________
crbsu	= ______________	tsea	= ______________	motnilssoe	= ______________
uelrc	= ______________	uskly	= ______________	revlco	= ______________
ctyhi	= ______________	censraie	= ______________	ndhela	= ______________
yazzj	= ______________	loslasoc	= ______________	ooywz	= ______________
defil	= ______________	rnoft	= ______________	ssnseubi	= ______________
cokro	= ______________	klnigac	= ______________	srnati	= ______________
lteoccl	= ______________	gistra	= ______________	ehlyhnuta	= ______________
otw	= ______________	schra	= ______________	ayts	= ______________
cith	= ______________	eoeedlgaknlbw	= ______________	nueomotms	= ______________
bbarosaur	= ______________	oscirsss	= ______________	igrihensv	= ______________
rsiodnetncp	= ______________	bdar	= ______________	gearn	= ______________
goraouseuc	= ______________	nkaupc	= ______________	gaitn	= ______________
tsloiuh	= ______________	ujlgge	= ______________	yra	= ______________
oofrbltmeca	= ______________	ogdl	= ______________	sniimtre	= ______________
mils	= ______________	ahehtottrfgu	= ______________	ucykl	= ______________
tkcih	= ______________	iidskel	= ______________	rsnope	= ______________
ashfyl	= ______________	uabronyd	= ______________	nerev	= ______________
olipulnto	= ______________	eemitng	= ______________	htragsti	= ______________
iirntwg	= ______________	oelynghirb	= ______________	eeldtm	= ______________
cpla	= ______________	uegdj	= ______________	teccpa	= ______________
myrhht	= ______________	fonefd	= ______________	gwyilg	= ______________
fceetf	= ______________	eswt	= ______________		

Solutions

ahilotsp	=	hospital	ytfin	=	nifty	eesdir	=	desire
lrosaguru	=	garrulous	rta	=	rat	mra	=	arm
iyhlcsap	=	physical	tnu	=	nut	turts	=	trust
epecry	=	creepy	amshs	=	smash	dtamana	=	adamant
arw	=	war	ndwiow	=	window	rcttata	=	attract
fsredni	=	friends	zrbiear	=	bizarre	aidmer	=	admire
apgrrmo	=	program	somurouh	=	humorous	idlqiu	=	liquid
yapl	=	play	odslruuci	=	ludicrous	cinieilbnv	=	invincible
tertle	=	letter	nangeicnht	=	enchanting	rlyunu	=	unruly
eoosiapgl	=	apologise	acesh	=	chase	tdssaftae	=	steadfast
paeeucfl	=	peaceful	opst	=	post	dre	=	red
swtir	=	wrist	trteteamn	=	treatment	tif	=	fit
residgea	=	disagree	wosl	=	slow	patku	=	kaput
alenr	=	learn	poas	=	soap	estanlpa	=	pleasant
erchag	=	charge	kwnnnuo	=	unknown	etirdps	=	striped
enpigwhirs	=	whispering	tnhu	=	hunt	rtoo	=	root
atfrugle	=	grateful	sevarmolu	=	marvelous	dllo	=	doll
lfla	=	fall	iretd	=	tired	ragdge	=	ragged
rmfo	=	form	yguochr	=	grouchy	teadhr	=	thread
gtsdeuisd	=	disgusted	nchgoisk	=	shocking	tciyalp	=	typical
obestleo	=	obsolete	gsogy	=	soggy	lsylme	=	smelly
tglih	=	light	tillapoic	=	political	cnuto	=	count
ayd	=	day	asoriuv	=	various	dleubo	=	double
znodek	=	zonked	pnurmsoiosia	=	parsimonious	rurosest	=	trousers
deimrra	=	married	fleuimcr	=	merciful	eilf	=	file
iehgwt	=	weight	maalr	=	alarm	btsnvaero	=	observant
laombnra	=	abnormal	slfcueuscs	=	successful	attr	=	tart
oirtmaac	=	aromatic	itanmteeesrdv	=	advertisement			

sucetsp	=	suspect	atnk	=	tank	nczi	=	zinc
cstao	=	coast	peag	=	page	edra	=	dear
oysni	=	noisy	besd	=	beds	spahe	=	shape
dtinsnga	=	standing	ittlel	=	little	cie	=	ice
sirerusp	=	surprise	aerlbm	=	marble	llmsa	=	small
ylf	=	fly	gba	=	bag	ngol	=	long
acrreot	=	creator	eufncdos	=	confused	undof	=	found
bahet	=	bathe	yulrb	=	burly	afclsouial	=	fallacious
oesevclis	=	voiceless	imenlb	=	nimble	dosa	=	soda
leredly	=	elderly	emsrat	=	stream	rthu	=	hurt
rumctuiabnos	=	rambunctious	dloyg	=	godly	lsauiqd	=	squalid
ytuipp	=	uppity	lseoemsh	=	homeless	sgtrihoue	=	righteous
URTE	=	TRUE	rtsbu	=	burst	rptsa	=	strap
aeduuenlq	=	unequaled	viedece	=	deceive	ssatuocci	=	acoustics
srsbmaera	=	embarrass	srtaw	=	straw	trmltsiiacaie	=	materialistic
aglneet	=	elegant	kaiel	=	alike	eeratlit	=	literate
tyirduns	=	industry	add	=	dad	atrp	=	trap
szyte	=	zesty	ranit	=	train	skaesn	=	snakes
dyaer	=	ready	pehryz	=	zephyr	gyran	=	angry
etders	=	desert	baerv	=	brave	etiovl	=	violet
nkbroe	=	broken	ndo	=	nod	erscse	=	recess
logmer-tn	=	long-term	deiusto	=	tedious	tktnoy	=	knotty
ngba	=	bang	ulauuns	=	unusual	ofdo	=	food
rgeidb	=	bridge	tcear	=	crate	tescsnaub	=	substance
uelg	=	glue	nstya	=	nasty	icbrsede	=	describe
actr	=	cart	ediug	=	guide	tdbou	=	doubt
upjm	=	jump	elslm	=	smell	edbliincer	=	incredible
oodw	=	wood	ojbcet	=	object			

yurb	=	bury	keme	=	meek	auscpcroii	=	capricious
rhooisb	=	boorish	eurl	=	rule	ralut	=	ultra
eamrc	=	cream	kctueb	=	bucket	hoers	=	horse
siurocu	=	curious	zrbae	=	zebra	mtael	=	metal
amrw	=	warm	idsrbuttiino	=	distribution	setm	=	stem
rhash	=	harsh	traernp	=	partner	uiqsboutui	=	ubiquitous
cfeetlr	=	reflect	treov	=	overt	opekct	=	pocket
tporpus	=	support	rcuve	=	curve	bkoso	=	books
hwletay	=	wealthy	nrai	=	rain	teerpm	=	temper
ruargle	=	regular	sod-hncnead	=	second-hand	sentuoruvda	=	adventurous
udfonrwle	=	wonderful	lclora	=	collar	naocgir	=	organic
trto	=	trot	eark	=	rake	nkpsaigtina	=	painstaking
aeprlce	=	replace	sfsyiniatg	=	satisfying	buinigld	=	building
lcip	=	clip	dxfei	=	fixed	asotsruisd	=	disastrous
dfacitnaes	=	fascinated	nietentp	=	penitent	bigl	=	glib
pti	=	tip	ldoc	=	cold	mlesnsdi	=	mindless
hecss	=	chess	eky	=	key	eshcee	=	cheese
gpi	=	pig	ttnkise	=	kittens	eattdn	=	attend
posferu	=	profuse	resevrep	=	preserve	kcirt	=	trick
ainft	=	faint	yjeon	=	enjoy	coksh	=	shock
mcire	=	crime	wekdsial	=	sidewalk	cnteis	=	insect
gvlrau	=	vulgar	erapte	=	repeat	thsgni	=	things
opnegs	=	sponge	leest	=	sleet	enp	=	pen
rternu	=	return	ootb	=	boot	clahmeci	=	chemical
odeuoscr	=	decorous	iicotnodn	=	condition	nmandue	=	mundane
einxlpa	=	explain	etvnii	=	invite	mdnier	=	remind
ugsinogtse	=	suggestion	hiar	=	hair	utsd	=	dust
fiber	=	brief	ipoons	=	poison			

emantag	=	magenta	roupg	=	group	elfsjylhi	=	jellyfish
aaclippne	=	appliance	eret	=	tree	sentc	=	scent
x-ary	=	x-ray	uotntafer	=	fortunate	weihn	=	whine
nrbegine	=	beginner	slfwesla	=	flawless	ostnoipi	=	position
owlflo	=	follow	catiemjs	=	majestic	raateegxr-l	=	extra-large
utlteec	=	lettuce	ahpe	=	heap	ofrk	=	fork
afr	=	far	tebaksllab	=	basketball	irtpof	=	profit
seadh	=	shade	aepr	=	pear	nancunoe	=	announce
gof	=	fog	esdbunai	=	unbiased	eadi	=	idea
delene	=	needle	ycawk	=	wacky	ssegu	=	guess
ozo	=	zoo	crpeuit	=	picture	nyup	=	puny
eitfbtgin	=	befitting	easrc	=	scare	iplls	=	spill
wodnr	=	drown	elebr	=	rebel	acyrr	=	carry
ctsa	=	cats	ybwarn	=	brawny	sakm	=	mask
nenige	=	engine	sohe	=	hose	baeashd	=	abashed
sramce	=	scream	osheus	=	houses	kpra	=	park
xrela	=	relax	csexeu	=	excuse	iumten	=	minute
bxaimol	=	mailbox	owt	=	tow	grsua	=	sugar
euaddgr	=	guarded	lsemip	=	simple	ndopetmeelv	=	development
mteaptt	=	attempt	aerrdy	=	dreary	oolifsh	=	foolish
sibek	=	bikes	ilen	=	line	cocemnio	=	economic
fyilht	=	filthy	d caoh	=	ad hoc	tnrgoara	=	arrogant
rlubme	=	lumber	olbt	=	bolt	etamy	=	meaty
asytt	=	tasty	estrar	=	arrest	iicatdcd	=	didactic
ruoepsvi	=	previous	uddbesu	=	subdued	hrete	=	three
dcsneo	=	second	ploatim	=	optimal	tcrohailre	=	rhetorical
rofdaf	=	afford	ducrtelte	=	cluttered	preupl	=	purple
lfiehss	=	selfish	toh	=	hot			

lsseefra	=	fearless	ayhnd	=	handy	sahdeomn	=	handsome
cuosnciso	=	conscious	cityeahsrl	=	hysterical	ceboun	=	bounce
htea	=	heat	ldiepdso	=	lopsided	eizs	=	size
snvaca	=	canvas	puc	=	cup	vatnesneec	=	evanescent
tnrip	=	print	supre	=	super	nidlb	=	blind
grda	=	drag	dnpede	=	depend	edre	=	deer
lil	=	ill	erismpo	=	promise	eedrcpe	=	precede
oannijidg	=	adjoining	petal	=	plate	glebon	=	belong
evcdai	=	advice	eiennlfcu	=	influence	eeviulcxs	=	exclusive
kuqiyr	=	quirky	aynlmow	=	womanly	zurqat	=	quartz
aufuoslb	=	fabulous	psteu	=	upset	ttaic	=	tacit
trmlaiea	=	material	ctusac	=	cactus	uhor	=	hour
tmrtuinsne	=	instrument	tlliugses	=	guiltless	ibidnga	=	abiding
dda	=	add	rialywa	=	railway	cigam	=	magic
sitvefe	=	festive	nectunoi	=	continue	swoc	=	cows
fluerwop	=	powerful	actrioen	=	reaction	esersacl	=	careless
skaicdnqu	=	quicksand	paensl	=	planes	dsurab	=	absurd
inabs	=	basin	tgaer	=	great	drkni	=	drink
sltherwso	=	worthless	tnhig	=	night	llchyi	=	chilly
hyhelat	=	healthy	ganruceoe	=	encourage	uhaoyritt	=	authority
nginabduo	=	abounding	veas	=	vase	hclot	=	cloth
tsve	=	vest	gcooni	=	cooing	nreedt	=	tender
aelbl	=	label	ejsan	=	jeans	uiqaatc	=	aquatic
cehariev	=	achiever	oetushshglt	=	thoughtless	islp	=	slip
tasnitnudog	=	outstanding	tegidf	=	gifted	rsdurnuo	=	surround
erakthrgnaibe	=	heartbreaking	aennit	=	innate	agedamd	=	damaged
ntiu	=	unit	fheci	=	chief	gixeicnt	=	exciting
aitnfppl	=	flippant	bmbo	=	bomb			

hgrsu	=	shrug	bosat	=	boast	itetl	=	title
menfair	=	fireman	oohtt	=	tooth	uynfn	=	funny
ruldfie	=	direful	atre	=	rate	elrif	=	rifle
reda	=	dare	kysuh	=	husky	scsal	=	class
aifrad	=	afraid	ishw	=	wish	rdah	=	hard
rsosc	=	cross	iieccl	=	icicle	hacnec	=	chance
sgantre	=	strange	ertitb	=	bitter	eceirtp	=	receipt
ghuaeball	=	laughable	iryw	=	wiry	nconetiims	=	omniscient
pvoaetiecor	=	cooperative	inty	=	tiny	eeshp	=	sheep
gaet	=	gate	cpilke	=	pickle	heolwesla	=	wholesale
dlwe	=	lewd	cvoidurpet	=	productive	ccruo	=	occur
rpocdiie	=	periodic	rsttee	=	street	uuolsbne	=	nebulous
tuqnbaeiosle	=	questionable	aasputrpa	=	apparatus	ardme	=	dream
anclciy	=	cynical	naiggp	=	gaping	yks	=	sky
reiat	=	irate	eemovr	=	remove	laosiimuc	=	malicious
sseoltsp	=	spotless	ywdart	=	tawdry	famr	=	farm
tertu	=	utter	sllirh	=	shrill	ealrg	=	large
fsifn	=	sniff	rwidore	=	worried	egenr	=	green
ecfrie	=	fierce	lhwrtfau	=	wrathful	ateksb	=	basket
esueezq	=	squeeze	rtiet	=	trite	owlg	=	glow
itseittfhgd	=	tightfisted	gubmfiln	=	fumbling	ircb	=	crib
sett	=	test	gorsf	=	frogs	lubb	=	bulb
gnhryu	=	hungry	peoletehn	=	telephone	tyra	=	tray
askhy	=	shaky	rnucuetp	=	puncture	oebes	=	obese
spohlibeat	=	hospitable	ldsol	=	dolls	auuisbmgo	=	ambiguous
tmmomha	=	mammoth	susseel	=	useless	riunej	=	injure
lsepl	=	spell	vitis	=	visit	uhuylfto	=	youthful
atfl	=	flat	nsathc	=	snatch			

rrcscoewa	=	scarecrow	akce	=	cake	lgellai	=	illegal
odiencurt	=	introduce	yolwlib	=	billowy	esrnghtetn	=	strengthen
eelxpdo	=	explode	ceiphaatt	=	apathetic	ushpin	=	punish
iunpfal	=	painful	ieslmup	=	impulse	ecaht	=	cheat
itnsag	=	giants	lybdoo	=	bloody	moro	=	room
eyagrs	=	greasy	usreccplata	=	spectacular	aofs	=	sofa
erkamt	=	market	ectn	=	cent	hsrbu	=	brush
libteagn	=	tangible	aemfl	=	flame	hcear	=	reach
iduynt	=	untidy	ecrspa	=	scrape	plul	=	pull
lwihr	=	whirl	eeeasrl	=	release	dol	=	old
rufteu	=	future	vsigsrgeea	=	aggressive	luqanue	=	unequal
yttse	=	testy	recvo	=	cover	dropceu	=	produce
erwnardue	=	underwear	fneuatsn	=	unfasten	npi	=	pin
binlgtus	=	bustling	talnsp	=	plants	iwentr	=	winter
ohrn	=	horn	eladp	=	pedal	maj	=	jam
msevias	=	massive	tlnieilntge	=	intelligent	hkoo	=	hook
envai	=	naive	nyciifk	=	finicky	sddrteee	=	deserted
ockd	=	dock	vaolfr	=	flavor	nuiseqot	=	question
kisp	=	skip	tesel	=	steel	chairvosul	=	chivalrous
frutciutsi	=	futuristic	rreptpoy	=	property	athmc	=	match
ncih	=	chin	oisacltng	=	nostalgic	eertn	=	enter
tiaunshtseci	=	enthusiastic	hiwp	=	whip	eresv	=	serve
nehop	=	phone	eswfutal	=	wasteful	wocr	=	crow
viela	=	alive	potosnn	=	nonstop	enrvucdeo	=	uncovered
xtalnetu	=	exultant	emhas	=	shame	lgsas	=	glass
uaesc	=	cause	ase	=	sea	leelv	=	level
drgau	=	guard	hrist	=	shirt	pniaqut	=	piquant
nenagiittenr	=	entertaining	dereeg	=	degree			

itrcpace	=	practice	yteriotrr	=	territory	hnoibssb	=	snobbish
sldnia	=	island	oothrsthub	=	toothbrush	nawy	=	yawn
ebts	=	best	reseinc	=	sincere	veijulen	=	juvenile
atpr	=	part	svoitri	=	visitor	eccril	=	circle
eainlirsgptt	=	earsplitting	fquteern	=	frequent	e-admelwl	=	well-made
hatcta	=	attach	mupp	=	pump	araegleeb	=	agreeable
crbsu	=	scrub	tsea	=	seat	motnilssoe	=	motionless
uelrc	=	cruel	uskly	=	sulky	revlco	=	clover
ctyhi	=	itchy	censraie	=	increase	ndhela	=	handle
yazzj	=	jazzy	loslasoc	=	colossal	ooywz	=	woozy
defil	=	field	rnoft	=	front	ssnseubi	=	business
cokro	=	crook	klnigac	=	lacking	srnati	=	trains
lteoccl	=	collect	gistra	=	gratis	ehlyhnuta	=	unhealthy
otw	=	two	schra	=	crash	ayts	=	stay
cith	=	itch	eoeedlgaknlbw	=	knowledgeable	nueomotms	=	momentous
bbarosaur	=	barbarous	oscirsss	=	scissors	igrihensv	=	shivering
rsiodnetncp	=	nondescript	bdar	=	drab	gearn	=	anger
goraouseuc	=	courageous	nkaupc	=	unpack	gaitn	=	giant
tsloiuh	=	loutish	ujlgge	=	juggle	yra	=	ray
oofrbltmeca	=	comfortable	ogdl	=	gold	sniimtre	=	minister
mils	=	slim	ahehtottrfgu	=	afterthought	ucykl	=	lucky
tkcih	=	thick	iidskel	=	dislike	rsnope	=	person
ashfyl	=	flashy	uabronyd	=	boundary	nerev	=	nerve
olipulnto	=	pollution	eemitng	=	meeting	htragsti	=	straight
iirntwg	=	writing	oelynghirb	=	neighborly	eeldtm	=	melted
cpla	=	clap	uegdj	=	judge	teccpa	=	accept
myrhht	=	rhythm	fonefd	=	offend	gwyilg	=	wiggly
fceetf	=	effect	eswt	=	stew			

Made in the USA
Las Vegas, NV
17 April 2025